区域医学检验中心
建设与管理系列丛书

Regional Medical Laboratory Center

区域医学检验中心

临床标本采集与运送规范

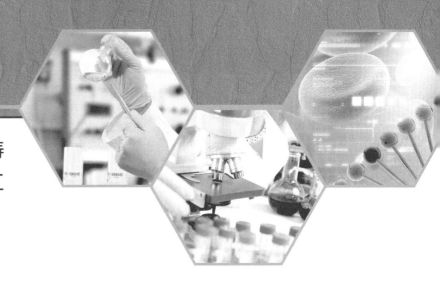

主 审　侯彦强　倪培华　郭海涛
主 编　杜玉珍　侯　琦　陶　红

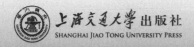
上海交通大学出版社
SHANGHAI JIAO TONG UNIVERSITY PRESS

内容提要

　　临床标本采集和运送是临床检验分析前质量控制的重要环节,是检验差错的主要来源,与区域医学检验中心的检测质量密切相关。本书针对区域医学检验中心质量控制的难点和堵点,系统性地介绍了血液、尿液、粪便、其他体液标本等一般临床标本的采集和运送规范,并为微生物检测、核酸检测以及医院环境监测等特殊标本的采集提供了指导。此外,还对标本物流运送的规范性进行了详细阐述,并通过案例分析让读者对标本采集和运送不规范的危害性有了清晰的认识。

　　本书的读者主要为从事临床样本采集和运送相关的工作人员,如护士、医学检验工作者以及独立医学检验中心工作人员等,也可作为医学院校护理学、临床医学和检验医学学生的专业参考书。

图书在版编目(CIP)数据

区域医学检验中心临床标本采集与运送规范/杜玉珍,侯琦,陶红主编.—上海:上海交通大学出版社,2022.8(2022.9 重印)

　　ISBN 978-7-313-27059-7

　　Ⅰ.①区… Ⅱ.①杜…②侯…③陶… Ⅲ.①临床医学-医学检验-标本-采集-规范②临床医学-医学检验-标本-贮运-规范 Ⅳ.①R446-65

　　中国版本图书馆 CIP 数据核字(2022)第 120048 号

区域医学检验中心临床标本采集与运送规范

QUYU YIXUE JIANYAN ZHONGXIN LINCHUANG BIAOBEN CAIJI YU YUNSONG GUIFAN

主　　编:杜玉珍　侯　琦　陶　红
出版发行:上海交通大学出版社　　　　　　地　　址:上海市番禺路 951 号
邮政编码:200030　　　　　　　　　　　　电　　话:021-64071208
印　　制:苏州市越洋印刷有限公司　　　　经　　销:全国新华书店
开　　本:889mm×1194mm　1/16　　　　 印　　张:9.5
字　　数:214 千字
版　　次:2022 年 8 月第 1 版　　　　　　 印　　次:2022 年 9 月第 2 次印刷
书　　号:ISBN 978-7-313-27059-7
定　　价:58.00 元

编　委　会

（以姓氏笔画为序）

主　审

侯彦强　上海交通大学医学院附属松江医院

倪培华　上海交通大学医学院

郭海涛　上海祥闰医疗科技有限公司

主　编

杜玉珍　上海交通大学附属第六人民医院

侯　琦　上海嘉会国际医院

陶　红　上海祥闰医疗科技有限公司

副主编

王金金　复旦大学附属中山医院青浦分院

刘艳梅　河北滦南县医院

孙祖俊　同济大学附属同济医院

满秋红　上海市第四人民医院

编　委

王　宣　上海祥闰医疗科技有限公司

王　瑛　上海市第四人民医院

邢　楣　海南文昌市人民医院

孙　墨　上海祥闰医疗科技有限公司

肖永茂　上海祥闰医疗科技有限公司

何社军　河南灵宝市第一人民医院

张　琼　上海交通大学附属第六人民医院

陈洪卫　上海交通大学医学院附属松江医院

范齐文　上海嘉会国际医院

敖家富　安徽亳州市人民医院

徐黎明　复旦大学附属中山医院青浦分院

涂云贵　云南安宁市第一人民医院

谢安奇　上海市松江区中山街道社区卫生服务中心

编写秘书

孙　墨　上海祥闻医疗科技有限公司

张　琼　上海交通大学附属第六人民医院

总顾问

倪培华　上海交通大学医学院

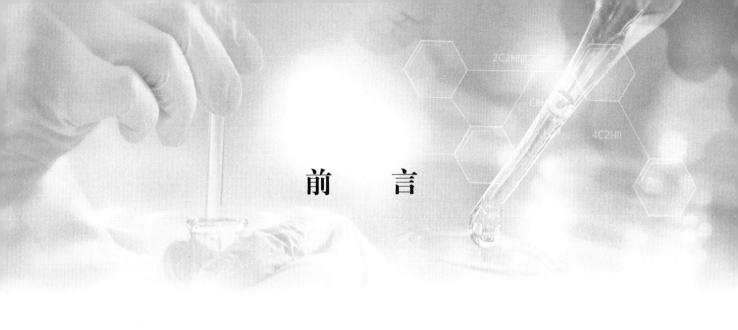

前　言

　　《区域医学检验中心临床标本采集与运送规范》依据《医学实验室质量和能力认可准则》(CNAS - CL02：2012)、《医疗机构临床实验室管理办法》(2006年版)、《临床检验操作规程》(第4版)及相关行业标准和要求汇编,致力于向区域医学检验中心和各临床科室及用户介绍实验室常见标本的采集、注意事项以及标本运送要求,以便获得优质的标本,向临床提供准确可靠的检测结果。

　　正确填写检验申请单、患者准备、标本采集和标本保存运送,是实验室实施全过程的质量管理的检验前过程。如果标本不合格,实验室检测结果不准确,检验则会失去意义。不合格标本的再次采集不仅影响医患关系,且影响医师获取检验结果的时效,延误病情;若不合格标本未被发现,则可引起错误的检验结果,可能造成医师对患者病情的误判。有研究表明,随着近年检测技术的不断发展,检验前过程的差错占检测结果误差的70%左右。因此,正确采集和运送标本,降低标本不合格率具有重要意义,这也是医学检验实验室(检验科)和医护人员需一直努力的方向。

　　区域检验中心要定期或不定期向临床医护、标本采集者以及标本运送者宣讲标本采集和运送的相关要求。各临床科室可将最新版本《区域医学检验中心临床标本采集与运送规范》放置在检验人员、医护人员、标本运送人员容易获取的相应工作场所,随时可以阅读和参考,确保申请单填写、标本采集、保存和运送等满足检验要求。

　　我们衷心希望本规范能为您的日常工作提供帮助,但限于编者经验有限,本规范难免有不足之处,恳请各位专家和读者不吝批评指正。如您在工作中有任何需求或建议,欢迎随时联系我们,以期共同进步!

侯彦强　杜玉珍　侯　琦　陶　红

2021年7月　于上海

目　录

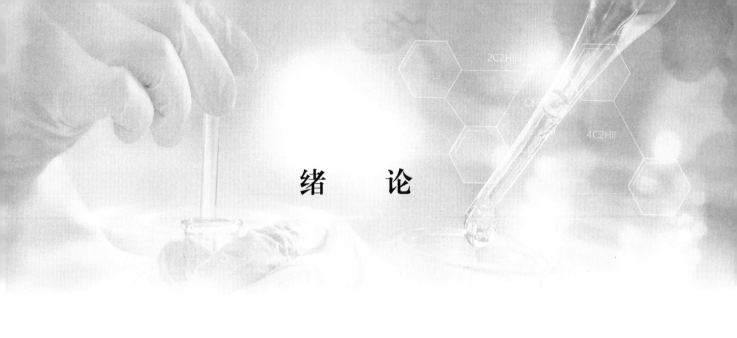

绪　　论

第一节　区域医学检验中心建设概况

我国医疗卫生资源分布不均、发展不平衡,优质医疗资源主要集中在大中型综合医院,基层医疗机构相对薄弱。在新一轮医改中,通过推进医联体建设,建立分级诊疗制度等举措,促进了优质医疗资源的下沉。在医疗决策中约70%的证据来源于医学实验室,因此,加强基层检验能力建设在医改中具有重要意义。目前,基层医疗机构检验设备简单、检验项目少、检验人才缺乏,检验能力往往满足不了临床诊疗需求;二级医院虽然有一定的检验能力,但是因为仪器设备、方法学及管理水平差异等原因,导致二级与三级医院的检验结果往往无法互认,出现大量重复检验的现象,造成医疗资源的浪费及患者经济负担的增加。为集约公共资源、促进优质医疗资源的下沉、推动检验结果的区域内互认,国家出台了若干文件政策以推动医学检验中心的区域化建设。

一、区域医学检验中心的概念

区域医学检验中心(regional medical laboratory center,RMLC)又称区域检验中心,是指运用先进的信息系统、物流系统在一定区域范围内建立为区域内各级医疗机构提供临床检验项目检测服务的医学检验实验室,实现区域内检验资源共享、检验质量同质化、检验服务标准化和检验结果互认。

二、区域医学检验中心建设现况

我国区域医学检验中心建设历经40余年的探索发展,虽然初具规模,但与发达国家相比,仍处于市场发展初期。近年来,随着医改的不断推进,区域医学检验中心的发展迎来了广阔的前景。目前,我国区域医学检验中心的建设未形成统一的运行模式,各地根据自身医疗资源布局、发展水平以及政策支持力度等因素,因地制宜探索出多种不同的运行模式。当前比较成熟的运行模式主要有6种,分别是行政区划型(上海松江模式)、集团共享型(深圳罗湖模式)、互助联合式(华西模式)、行政规划型(河南灵宝模式)、第三方综合医检服务(金域模式)、独立市场型(鼎晶模式)。无论何种运行模式,区域医学检验中心建设的目标是实现区域内优质检验资源的共享、助力临床诊疗优质资源的下沉,为分级诊疗制度的落地提供保障。

区域医学检验中心的质量建设是立足之根本,因此,无论何种运行模式,都有较为完善的组织构架和规范的质量管理体系,且已有一些区域医学检验中心通过实验室的国际质量认可/认证。区域医学检验中心建设的规范化、标准化和国际化,是实验室谋求自身长足发展的根本,同时也有利于守护质量底线,实现检验结果在更大范围内的互认。目前我国医学实验室认可/认证相关主流标准为国际标准化组织(international organization for standardization,ISO)的 ISO15189 认可和美国病理学家协会(college of american pathologists,CAP)的认证。通过国际质量认可/认证的区域医学检验中心在管理上更科学、规范,在质量反馈上更容易得到客户的信任,在市场上也更具有竞争力。

区域医学检验中心建设的质量环节,包括检验前、检验中和检验后的全过程。检验前过程包括检验项目申请、受检者准备、标本采集及标本运送至检验中心等众多环节,每一环节对检验的质量保证都至关重要,任何一个环节疏于规范,都会导致检验结果不准确。另外,区域医学检验中心与医疗机构内检验科相比,检验前质量控制存在许多个性化的问题,因此,也赋予了区域医学检验中心新的质量建设内涵。

三、区域医学检验中心建设的意义

区域医学检验中心建设通过提升区域内医学检验服务能力,助力优质医疗资源的下沉,以及区域内医疗机构诊疗水平的提高,对分级诊疗制度的落地,以及医疗卫生资源的合理使用具有重要的推动作用。

1. 提升区域内医学检验服务的质量和能力

区域医学检验中心有专业人才、先进设备、多种类检测项目、标准化实验室运营管理等优势,面向区域提供医学检验服务有助于弥补基层医疗机构检验设备简单、检验项目少、人员专业知识缺乏、服务能力低下、临床力量薄弱等不足。依托区域医学检验中心规范化、标准化和专业化的学科管理能力,可推进区域内医学检验的高质量发展,实现区域内医学检验结果互认,减少医保公共资源浪费。通过区域优质检验资源共享,增加服务项目、提高服务效率、提升服务质量,从而全面提升区域内医学检验服务能力。

2. 促进区域内医疗机构诊疗水平的提高

现代医学已经从循证医学开始向精准医学迈进,医学实验室提供的数据在临床疾病诊断、治疗和监测中的决策作用越来越突显。医疗决策中约 70% 的证据来源于医学实验室,因此,区域医学检验中心服务项目数的增加、服务效率的提高以及服务质量的提升,将对区域内医疗机构整体诊疗水平的提高起到重要作用。区域医学检验中心可以将服务范围拓展到乡镇卫生社区服务中心,为基层医生提供与三级综合医院等同的医学检验服务,以此促进区域内医疗诊治水平的整体提高。

3. 助力分级诊疗制度落地及医疗卫生资源的合理使用

共享区域医学检验中心的优质资源,可使基层临床诊疗水平得到提升。老百姓在家门口不仅可以享有区域医学检验中心高效、快捷、优质的医学检验服务,还可以保障高水平的临床诊疗服务,由此放心选择就近医疗机构就诊,可有效缓解"看病难"的问题;且区域内的检验结果实现互通互认,可减少患者重复检查,减轻患者经济负担,切实缓解"看病贵"的问题。区域医学检验中心助力医疗卫生领域构成"小病在基层、大病到医院、康复回基层"的新格局,分级诊疗制度得到有效落实,医疗卫生资源得到合理使用。

第二节　标本规范采集与运送

区域医学检验中心的服务对象具有覆盖面广的特点,其检测的标本往往不仅来自医学检验中心依托的医疗机构内部,还来自区域检验中心所在地区外部的服务对象,这也导致标本采集与运送的管理存在许多不可控因素。标本采集与运送是检验前质量控制的核心内容,在临床反馈不满意的检验结果中,约70%是检验前质量得不到有效控制所造成的。因此,标本的规范采集与运送是区域医学检验中心整体质量建设的重要内容。

一、标本规范采集与运送的重要性

区域医学检验中心涉及检验项目多达数千种,不同项目对标本类型、保存温度、离体时效、运送规范、生物安全的要求不尽相同。区域医学检验中心的标本采集人员来自不同的医疗机构,对专业知识的掌握程度及操作技能的熟练程度也会有差异。如果没有规范的操作规程作为指导,配合相应的培训跟进,很可能产生不合格标本,影响检验结果的准确性。标本离体后,许多因素会影响标本的质量,如细胞代谢、蒸发作用、化学反应、微生物降解等,离体时间越长,标本的质量越差。因此,规范化的标本采集与运送是区域医学检验中心质量保证体系里最重要、最关键的环节之一。

二、标本规范采集与运送的注意事项

标本的正确采集与规范运送,是区域检验中心检测结果准确的前提。为确保区域检验中心标本质量的可靠性,标本采集与运送应遵循以下注意事项:

(1)制订适用于本实验室的标本采集与运送操作规范,并遵照执行。标本采集和运送人员上岗前需经过培训,内容包括检验项目、标本采集、标本保存和运送要求、标本合格与否的判断、生物安全防护及演练等,以保障工作人员规范操作。

(2)确保标本具有唯一标识,并贯穿检验全过程。所有采集的标本都应具有唯一标识,条形码是目前常用的唯一标识,生成的条形码要完整、清晰,粘贴要规范,采血和运送的过程中要避免污染,标本的条形码应一直伴随到标本作废。

（3）标本运送与检测及时。标本采集后应尽快运送至区域医学检验中心，标本从采集到开始检测的时间不应超过检测项目的稳定期。

（4）明晰采集和运送过程中的生物安全防护要求，具备生物安全事件的应急处置能力。标本应以避免污染工作人员、患者或环境的方式运送至区域医学检验中心，标本的运送过程应恒温、平稳、密闭、防震、防溅洒、防污染，应使用便于消毒的专用容器运送。

（5）保留标本全过程记录，并可追溯。记录应从检验项目的申请开始，包括采集、交接、运送、接收、检测和报告审核，全过程均应留痕并可追溯。

三、标本规范采集与运送的保障机制

为确保区域医学检验中心标本的规范采集和运送，需建立人防和技防相结合的保障机制。人防方面，区域医学检验中心需建立人员培训、考核以及再培训、再考核的机制；技防方面需要引入智能化物流运输系统以及信息监控系统，实现对标本的采集、保存和运送全流程的管理。具体如下：

1. 采样和运送人员的培训、考核以及再培训、再考核

编制《标本采集手册》并下发至各用户单位；定期对标本采集和运送人员进行标本采集、保存和运送等相关专业技能和知识的系统培训，特别当有新项目开展或人员有更新时；应定期对标本采集和运送人员进行考核，考核结果纳入绩效考核体系。

2. 智能化物流运输系统的建立

由于检验标本的特殊性，在标本运送过程中需严格控制运送温度和送达时间，使用区域标本流转管理系统可实现标本采集到报告审核过程的跟踪监督，医务人员和受检者只要凭标本唯一标识即可查询标本流转状态。标本流转时间点可包括医嘱开单时间、标本采集时间、标本送检时间、送达实验室时间、实验室签收时间、检测时间、审核时间和报告打印时间等。使用物联网冷链监测管理系统，可对运送过程中标本箱温度进行实时监控。

3. 区域检验中心信息化与自动化的建设

区域医学检验中心标本量大，单靠人工分拣和签收效率低、差错多。使用自动化标本分拣和签收系统可实现标本信息收集、签收和分拣功能，标本传输至条形码扫描模块，通过360°旋转扫描完成签收与分拣；标本分拣和签收系统与实验室信息管理系统（laboratory information management system，LIS）连接，能够实现对遗漏和超时标本的自动识别。

区域医学检验中心模式是把"双刃剑"，一方面通过集约化检测，达到区域医疗资源优化配置，实现检验均一化和结果互认，减少重复检验，助推分级诊疗；另一方面由于空间距离原因不可避免地影响标本周转及时性和离体后稳定性。因此，标本必须按照事先设定好的物流运送方案及时运送至检验中心，确保标本质量和检测结果处于可接受范围。标本采集和运送是区域医学检验中心质量管理中最不可控的一环，也是区域检验中心检验前质量控制的难点，对区域医学检验中心的发展具有重要意义。

四、临床标本采集与运送规范的主要内容

区域医学检验中心的建设目标是区域内实现检验资源共享、检验质量同质化、检验服务标准化和检验结果互认。检验质量是区域医学检验中心赖以生存的根本和关键。检验前标本规范采集和运送是检测质量保证的核心。临床标本的种类繁多,不同标本的采集方法不同;同种标本也可能因检测项目不同,采集方法亦有所不同;标本不同、检测项目不同,运送条件的要求也不同。因此,在实际工作中,需要细分临床标本采集和运送的要求,并形成文本化的规范,以支撑区域医学检验中心的高质量发展。

（张　琼　杜玉珍）

第一章　检验申请单

检验医学是循证医学不可或缺的组成部分,是临床诊断、疗效监测及预后评估的重要工具。检验前质量保证是临床检验结果准确性的重要基础。检验前影响因素具有复杂性、隐蔽性、不可控性及责任不确定性四大特点,作为临床实验室,有必要建立检验前质量保证体系。开具科学合理的检验申请单是检验前质量保证的重要前提,准确、清晰、完整的检验申请单信息,能够帮助采样人员正确采集标本,并能在结果审核中为检验人员提供帮助。因此,检验申请单的要求和内容,是标本规范采集以及结果准确报告的重要基础。

第一节　检验申请单的要求

检验申请单属于服务合同的一种,申请是检验执行的开始,无论是何种形式的申请,申请单内容不仅包含检验项目信息、患者信息、申请医师信息及原始样品信息,还应包含患者必要的临床信息,即便是口头申请也必须提供关键的信息才能够执行。

一、申请单的基本信息

检验申请单应提供的基本信息包括(但不限于)下列内容:

(1)患者基本信息(如姓名、性别、年龄或出生日期)。

(2)患者唯一性标识,如住院号/病历号/医保号等。

(3)就诊病区/病房或科别(如门诊、病房、急诊等)。

(4)检验申请者(医师)姓名。

(5)检验申请日期。

(6)标本类型(尿液需注明晨尿、中段尿或其他类型的尿液标本)。

(7)标本采集部位或体位。

(8)检验项目。

(9)标本采集日期和时间(具体到分钟,由具体执行的采集人员提供)。

（10）必要时，需注明采集标本所用的特殊方法。

（11）临床诊断和主要临床表现。

（12）与检验项目有关的药物使用情况（如抗凝药物、维生素 C、抗生素及种类）。

（13）必要时，需注明特殊培养要求或可疑的目标病原体。

（14）必要时，需注明提供患者和检验申请者的联系电话。

二、基本信息完整的重要性

1. 患者基本信息

患者基本信息对检验结果的临床判断很重要。一些检验项目的参考范围与性别和年龄有关。例如，血细胞分析时，红细胞、白细胞以及血红蛋白的正常值参考范围可因年龄、性别而有所不同。因此，必须提供患者的性别及年龄信息才能对检验结果正常与否进行判断。

2. 患者临床诊断相关信息

患者临床诊断的相关信息在审核检验报告时亦有重要作用。在报告审核中，检验人员不仅需要掌握检验专业知识（如室内质控结果分析、检验方法原理、仪器工作原理及性能等），还需要掌握一定的医学知识。检验人员需基于患者临床诊断、各检测参数的内在联系和逻辑关系，以及检验前影响因素等综合来进行报告审核。其中，患者的临床诊断在有些检验项目的审核中也是不可缺少的信息。对于采用了电子病历的医院，可通过患者信息查询到更多的临床资料。例如，对于血糖检测结果特别低的患者，可以通过医院信息管理系统（hospital information systems，HIS）查询患者的用药情况及相关病史，如无特殊用药情况，则可能是由空腹时间过长导致。

3. 申请医师提供的信息

申请医师提供信息的完整性在检验项目申请时也必不可少。申请单上的开单医师信息应至少包括医师姓名、科室、申请时间、联系电话等，如为院外委托标本还需注明委托单位。医师的姓名和科室信息主要用于检验后过程联系临床医师，尤其是出现检验结果与病情不相符或者危急值时能够快速、准确地联系到临床医师。申请时间是临床实验室用于计算结果回报时间（turn-around time，TAT）的重要依据，TAT 是临床实验室的重要质量考核指标之一。

4. 申请信息与提供的标本信息

申请信息与提供的标本信息可以方便检验人员初步判断标本是否符合要求，对于不合格标本能够尽快退回或及时与临床医师联系。重新采集患者标本或更正错误信息，避免延误患者的诊疗。

第二节　检验申请单的格式与填写要求

一份合格的申请单，是发出准确而快速的检验报告的重要前提。检验项目申请单的形式，根据医疗机构信息系统的支撑能力不同，可以分为电子申请单、纸质申请单、电话/口头申请等。

一、电子申请单

有条件的医学检验中心和医疗合作单位均应使用电子申请单。采用电子申请单,临床医师和检验人员可以从 HIS 系统获得受检者信息,避免了手工填写、转录、录入的工作量和可能发生的错误。电子申请单的主要内容会呈现在标本的条形码上。

由检验申请者(临床医师)在 HIS 系统医生工作站进行检验申请相关信息的勾选或填写,直接形成检验医嘱。一般 HIS 软件中都提供"勾选""代码录入""混合录入"等多种录入方式。在医生工作站,除了常规检验申请之外,还包含一些特殊检验的申请,如骨髓检验申请、染色体检验申请、遗传学检验申请、临床药物实验检验申请、输血申请等。临床检验电子申请单的构成元素包括:申请单 ID、优先级代码、送检医疗机构代码、送检医疗机构名称、送检医疗机构简称、目的临床实验室名称及代码、目的临床实验室名称、目的临床实验室简称、检验类别、患者类别、患者 ID(包括该患者在送检医疗机构中的就诊号、患者的身份识别号)、姓名、性别、年龄、民族、Rh 血型、ABO 血型、科别、病区、床号、临床诊断、申请科室、申请时间、申请人员、标本种类名称及代码、标本性状、采集时间、采集人员、采集部位、申请项目本地名称及代码、申请项目及标准代码、检验所需附属信息(如标本采集时的体温等)、频次情况等。检验申请者完成申请后,护士站或 LIS 系统即可打印条形码标签,此条形码携带该患者的所有申请检验信息。检验中心接收标本时,通过扫描条形码,就能自动获得该患者的检验申请信息。

二、纸质申请单

对于没有条件进行电子申请的医学检验中心,可采用书面申请。由检验申请者(临床医师)用黑色签字笔在纸质检验申请单上填写和(或)勾选,书写要求如下:

(1) 申请单由经治医师按照规定逐项填写,申请项目不得遗漏、使用正楷字、字迹清楚、术语规范、不得随意涂改,万一需要涂改时,请在错误处划横"—",并在附近空白处写上正确的内容,由医师签名和标注更改日期(如: 张某方 ~~张某某~~ ^{李医生} 2021年11月1日),主要内容包括患者姓名、性别、年龄、床号、住院号、送检标本的名称、检验目的,送检医师签全名或盖印章;若为实习或进修人员开单,则必须由经治医师签全名或盖印章。

(2) 相关检查申请单应简明扼要地书写病情摘要,包括患者的重要体征、治疗史和过去相关检查结果及初步的临床诊断结果。

(3) 紧急检查应在申请单右上角标明"急诊"字样或盖急诊的印章,同时应注明取样时间和取样人,或通知时间及取样者和被通知人。

(4) 申请项目,可用"√"在纸质检验申请单上填写和(或)勾选。

(5) 送检标本容器上所贴标识应与申请单上信息一致。

三、口头申请

口头申请是没有"申请单"的一种特殊申请形式,在特殊情况下(如手术中或危重受检者的紧急抢救中),医师也可通过电话/口头提出检验申请,检验中心接到电话/口头申请后,应该简要记录可供识别的受检者信息,检测结果书面或电脑保存,结果可口头或采用其他方式及时报告给临床科室。事后临床医师补开医嘱和检验申请,检验中心重新录入结果形成正式报告单。

此外,临床实验室在实际工作中经常会遇到临床医师的电话通知,根据患者的实际情况要求对已送检的标本变更检验目的或追加检验项目的情况。如因临床需要变更检验项目或追加检验项目,在紧急情况下医师可采取电话或当面等形式向检验中心口头申请变更检验项目或追加检测项目,检验人员必须详细记录申请变更检验或追加检验的患者信息和检验项目,并确认标本量或标本类型能否满足检验项目变更或追加。如经评估标本满足要求,应通知医师补填检验申请单,如留存标本不满足要求,应向医师做出解释说明并建议重新采集标本送检。

口头申请可能造成信息传递错误,故仅作为特殊情况下的应急申请形式。各临床实验室可根据医院和实验室的实际情况规定接受口头申请的条件并文件化。

（徐黎明　王金金）

第二章　检验项目的申请

随着检验医学的快速发展,检验项目种类繁多,合理选择检验项目是目前临床医师所面临的重要问题,临床实验室需要以一定的媒介与临床医师加强沟通和了解,为临床医师提供《临床检验项目手册》,是常用的检验人员与临床医师和护士的交流方式,也是提供检验前标本正确采集指导的主要媒介。

第一节　检验项目的申请原则

检验项目不同,临床意义也不同。临床医师需要根据诊疗目的、项目报告时间以及患者可接受性等合理选择检验项目,确保检验项目能为临床提供及时、有效的循证医学证明。

一、检验项目申请的基本原则

临床医师应根据检验中心检验项目,结合患者的病情选择合适的检验项目,并应遵循针对性、有效性、时效性和经济性等原则。

1. 针对性

针对性是指选择的检验项目要符合临床医师的检验目的。由于与一种疾病相关的检测指标有很多,选择时一定要根据目的选择有价值的特定试验。区域医学检验中心开展的检验项目往往超过 500 项,每种都有各自的临床意义,在疾病的诊断和监测过程中作用不尽相同。这些检验项目既可以是疾病早期预警或疾病诊断的"金标准",也可以是手术或药物的疗效评估。选择针对受检者不同疾病阶段的最佳检验项目是临床诊疗的基础。

2. 有效性

有效性是指检验项目的诊断价值。临床医师应熟悉常用诊断性试验的敏感度、特异度、似然比等诊断性能指标。实验室检查不同于病理学检查,因此在选择时需要根据检查的目的,结合该项目的敏感性和特异性进行选择。在进行疾病普查时,应选择敏感度较高的检验项目,筛查出的可疑者应进一步检查;当需确诊某疾病时,应选择特异度较高或阳性似然比较高的检验项目。例如,呼吸道感染伴有发热的患者,白细胞计数及分类仍是判断感染的一个灵敏指标,但明确是何种细菌感染,还需依靠微生物学检验。如果在疗效观察或治疗监测时,应选用对疗效或监测直接有影响且比较灵敏的实验。如对缺铁性贫血的疗效观察,在常规检查中红细胞体积分布宽度就不如网织红细胞、血红蛋白测定及平均红细胞体积等指标敏感;在对肿瘤患者术后或放疗、化疗疗效及病情转归的观察中,有关的肿瘤标志物动态监测应有较大意义。抗凝治疗时,宜采取国际标准化比值(INR)作为监测手段;而用肝素进行抗凝治疗时,则选用活化部分凝血活酶时间较为理想。

3. 时效性

时效性即检验结果回报的及时性,检验结果的及时性对患者的诊断和治疗起到重要的作用,尤其是对于病情危急的患者,检查项目的时效性显得更为重要。临床医师应熟悉检验项目随疾病发生发展而相应变化的生物学规律,依据病情发展变化恰当地选择标本采集时机,并结合诊断性试验的性能特点合理选择检验项目。

4. 经济性

临床医师还应关注检验项目的经济-效益关系,合理选择检验项目。在保证及早确诊或向临床提供有效诊断信息的前提下,尽量选择费用较低的检验项目,以减轻患者的经济负担。例如,乙肝病毒感染普查时,可以选择较为经济的乙肝标志物酶联免疫吸附法作为筛查试验;在进行确诊或疗效监测时,可选择成本较高、特异性较好的化学发光法进行乙肝标志物定量检测,或采用荧光定量聚合酶链反应(PCR)法对乙肝病毒拷贝数进行定量分析。需要指出的是,"经济性"应从成本/效益总体分析,综合考虑,不应只考虑单一检验项目收费。例如,某一检验项目有确诊价值,即使收费较高,但能迅速确诊,就减少了其他诊疗费用。

二、检验项目组合的申请原则

单一检验项目,往往因灵敏度和特异度等原因,难以满足临床诊疗的需求。同一检验项目也因检测方法不同,从而灵敏度和特异度各不相同。因此,对检验项目合理组合使用,以获得更好的灵敏度和特异度,避免漏诊或误诊,是临床经常采用的方式。

检验项目组合应以循证证据为基础,具体应遵循以下原则:

1. 根据疾病发生和演变特征的优化组合

检验项目组合对疾病诊断和发展具有重要的临床意义。例如,心肌标志物被世界卫生组织(World Health Organization,WHO)确定为心肌梗死的 3 个诊断标准之一,是由肌红蛋白(Myo)、心肌肌钙蛋白 I(cTnI)及肌酸激酶同工酶(CK-MB)3 个指标组合而成的心肌标志物组合,其在诊断和监测急性心肌梗死中的应用就是根据疾病发生和演变特征优化的组合项目之一,这不仅可以发现是否有急性心肌梗死发生,同时还可以推测心肌梗死发生的时间,为抢救患者节省了宝贵的时间。

2. 根据疾病筛检、监测过程的优化组合

糖尿病是由自身免疫和遗传因素共同作用于机体导致胰岛功能减退和胰岛素抵抗等而引发的

糖类、蛋白质、脂肪、水和电解质等一系列代谢紊乱的代谢性疾病。糖尿病的治疗主要包括调整饮食习惯、定期监测血糖及控制并发症的发展，可以根据不同的目的采用不同的检验项目或组合。

3. 根据检测方法学特点的优化组合

部分检测指标在不同检测方法中其灵敏度和特异性有明显的差异，可采用不同的检测方法进行串联或并联，以增加其灵敏度和特异性。例如，粪便隐血试验，化学法对上消化道出血敏感性较高，而由于血红蛋白经过消化道的破坏，免疫胶体金法对于上消化道出血的诊断的敏感性较低，可能会漏诊；对于下消化道出血，免疫胶体金法特异性强的优势得到充分的体现，因此通过粪便隐血试验诊断消化道出血可采用化学法和免疫胶体金法组合，综合分析结果，可提高检测结果的准确性。

4. 根据组织器官功能特点的优化组合

评价器官功能特点时需要考虑到该器官的各种功能，如肝脏是人体代谢的重要脏器，其功能包括物质代谢、胆汁生成和排泄、解毒、免疫、凝血因子合成等，单一指标难以全面反映肝脏功能。如果需要对肝脏功能进行全面的评价，可组合反映肝脏各种功能的指标。

三、急诊检验的申请原则

急诊检验项目由信息管理部门设置申请单"急诊"字样并告之临床如何生成带急诊标识的申请条形码，由各科临床医师根据急诊病情需要，填写急诊检验申请单，标本采集后由护士或运输人员急送检验中心，检验中心标本前处理人员对急诊标本的核收及处理采用优先原则，并且在实验室信息管理系统（LIS）中进行标本接收，或在报告系统设置急诊专用号段，有颜色标识（区分平诊标本），以备前处理组和各专业组人员有效识别，切实确保急诊快速处理。

检验中心应按照急诊检验项目选择程序充分征求临床医师意见，根据医院急诊患者来源和专科特点设置《急诊检验项目一览表》，医师应在急诊检验项目一览表中选择相应申请的项目，不得将非急诊项目作为急诊项目来申请，以免造成不必要的医疗资源浪费。

四、细菌学和真菌学检验项目的申请原则

细菌和真菌等病原体检测的目的是确定感染的发生和性质，以明确诊断，并指导临床尽快进行干预治疗。实验室常用的检测方法包括一般涂片检查、病原体培养鉴定、病原体核酸检测和血清学检测。结合临床表现，临床医师申请细菌学和真菌学检验项目时，应考虑以下几点：

（1）无菌体液标本、组织标本、痰标本、支气管肺泡灌洗液、尿液标本和脓液标本等，宜同时选择标本直接涂片染色镜检和培养。

（2）疑似隐球菌感染的脑脊液标本，宜同时选择墨汁染色、隐球菌荚膜多糖抗原检验和隐球菌培养。

（3）疑似分枝杆菌感染的标本，宜同时选择抗酸染色、分枝杆菌培养和分枝杆菌核酸检验。

（4）疑似厌氧菌感染的标本，宜同时选择革兰氏染色和厌氧培养，不能排除需氧菌时，宜同时做

需氧培养。

（5）疑似诺卡菌感染的标本，宜同时选择革兰氏染色、弱抗酸染色和培养。

（6）疑似侵袭性真菌感染的标本，宜同时选择 10%氢氧化钾（KOH）压片、真菌培养和真菌抗原检验。另可进行乳酸酚棉兰染色或荧光染色等。

第二节　检验项目手册的要求

参与检验前过程的人员除了检验人员，还有医师、护理人员、患者等，在执行检验前过程中务必给予其相应的指导。为方便患者、医师、护理人员获取相应的检验信息，检验中心应编写《临床检验项目手册》供患者、医师及护理人员随时查阅，同时可以利用网络资源，将项目手册内容电子化。《临床检验项目手册》中的内容，都应以服务协议评审的形式征求临床医师和护理人员的意见和建议，获得临床医护人员的同意，以更好地为实验室服务对象提供服务。

检验中心编写《临床检验项目手册》，由指定人员审核后发布，分发至各临床科室，供医师和护士使用；根据临床需要将《临床检验项目手册》以纸质版或电子版呈现。项目手册中为其服务对象提供的实验室信息，具体内容包括：

（1）实验室基本信息（如名称、地点、工作时间、联系方式等）。

（2）实验室检验项目申请流程。

（3）实验室专业组分类及工作内容。

（4）检验项目相关信息，包括且不限于：①项目名称及英文缩写；②检测方法的原理；③标本类型及采集要求；④项目的参考区间；⑤检验项目的临床意义；⑥检验项目的敏感性和特异性（适用时）；⑦结果回报时间；⑧检测频率，如每天检测或每周二、五检测等。

对上述信息应定期评审并更新，以保证新开展的检验项目能够尽快纳入手册中，对于停止开展的项目应及时剔除。对于外送的检验项目，也应列在手册上，并在手册上特别标明受委托实验室；对于受委托实验室的人员水平、设备情况、检测方法和质量保证措施等，委托方应进行资格认定和能力评估。检验人员需定期与临床医护人员进行交流和沟通，及时地向临床通知手册变更情况，向临床介绍新项目的特点、临床价值以及与已有项目的区别，为临床医师选择检测项目提供参考。

（徐黎明　王金金）

第三章　采样前准备

在医务部指导下,检验中心应与护理部门、医院感染控制部门共同制订适合本实验室的《标本采集手册》,以规范标本采集和运输的要求和程序。《标本采集手册》供检验人员和参加标本采集的有关医护人员使用,并发放至相关科室。应对标本采集和运送人员进行培训和考核,并有记录。《标本采集手册》也可与《临床检验项目手册》合并编写,至少应包括以下内容:检验项目名称、采集标本种类、采集最佳时间、对患者状态的要求、标本采集量、采集容器、是否抗凝、用何种抗凝剂、抗凝剂用量、保存方法及运送时间、注意事项等。

采集高质量的检测标本,应注意控制采集时间、采集部位、采集容器、添加剂使用等,采集具有代表性且符合要求的标本,以满足标本检测结果能够真实、客观地反映患者当前的病情状态。因此,标本采集者(包括临床护师、检验人员等)应经过合适的标本采集相关知识和操作培训,并考核合格后,方能独立执行标本采集工作,以减少或避免检验前误差。一些由临床医师负责采集的标本,不要求实验室准备详细的采集说明,如骨髓、脑脊液、浆膜腔积液、阴道分泌物等,但实验室需提出相关要求,如标本容器及添加剂、采集量、保存和运输要求等。

第一节　检验项目结果的常见影响因素

在临床决策中有约70%的信息来自实验室数据。因此,如果检验结果出现偏差,将对患者的诊疗过程产生重要的影响。而检验结果偏差的影响因素涉及整个检测过程,即检验前、检验中、检验后。随着检测技术的标准化、试剂和仪器检测性能的改善,检验中的差错概率得以极大程度地降低,但检验前的差错事件仍未能得到很好的控制。研究表明,在实验误差中有约70%来自检验前过程,涉及患者准备、标本采集、运输、标本分装等环节。

一、检验结果的一般影响因素

对检验结果能够产生影响的因素有很多,临床医师需要考虑无法在标本采集前进行修正的因素,包括年龄、性别、饮食、运动、吸烟、女性生理周期、长期饮酒、药物、生物周期、昼夜节律、妊娠等,在分析相关指标的检测结果时,需要考虑这些因素对检测结果的影响。已知对检验性能或结果解释有重要影响的因素主要有以下几点。

1. 年龄和性别

某些血清生化指标浓度具有年龄相关性,这种相关性源于多种因素,如器官和系统的功能成熟程度、机体含水量和体重。在特定情况下,甚至在确定参考范围时也必须要考虑这些差异。

2. 餐后时间

正常饮食后,各种食物被消化吸收,血液中的葡萄糖、血脂会随之升高,胰岛素由于高葡萄糖的刺激也会升高,这些影响都与餐后时间直接相关,而常见检测指标参考范围的建立都是基于空腹健康人,所以应注意餐后时间对检测结果的影响。

3. 饮食结构及食物种类

不同食物所含的成分不一样,对检验结果也有影响。例如,高蛋白可使血尿素氮和肌酐增高;高核酸食物如动物内脏可致尿酸明显升高;高脂肪饮食可使外源性乳糜微粒及三酰甘油升高,还会影响肝功能和免疫球蛋白等的测定。

4. 饮酒

饮酒可发生短期及长期效应,短期效应指在饮酒后 2～4 h 产生的效应,包括血糖水平降低、乳酸水平升高、血清 AST 及 ALT 活性升高等,可在检测前嘱咐患者禁酒。长期饮酒可使血清中的肝酶如谷氨酰转肽酶(GGT)活性增加,当患者 GGT 略微偏高时需要考虑是否为患者长期饮酒所致。

5. 饥饿

空腹是指餐后时间超过 8 h,但有些患者由于种种原因空腹时间过长,达到饥饿状态,对检测结果会产生一定的影响。空腹超过 16 h 可使血液中多种检测指标发生改变,如葡萄糖、胆固醇、甘油三酯、载脂蛋白、尿素氮降低,而肌酐、尿酸、胆红素、脂肪酸以及尿液中的酮体的含量会上升,应指导患者避免饥饿对检验结果的影响。

6. 运动

运动对检验结果的影响根据其影响机制可分为两方面,一方面运动可通过出汗及呼吸改变人体内液体容量及分布;另一方面,剧烈运动可使人体处于应激状态,可使白细胞、血红蛋白、肾上腺素、糖皮质激素、胰岛素浓度发生改变。为了减少运动对检验结果的影响,一般主张在清晨抽血,住院患者可在起床前抽血,门诊的患者应至少休息 15 min 后再采血。

7. 吸烟

长期吸烟可导致机体发生一些生物化学及细胞学的变化。吸烟除引起肾上腺素、醛固酮、癌胚抗原和皮质醇等物质浓度的增高外,还可导致血红蛋白浓度、白细胞和红细胞数量、细胞平均容积增高;此外,吸烟可降低高密度脂蛋白胆固醇的浓度。

8. 药物

很多药物进入人体后可通过诱发体内特定的生理效应或产生干扰抗体外检测的中间产物或成分,而影响某些检验项目的结果。在分析药物对检验结果的影响时,应重点注意药物竞争性、蛋白结合的高亲和力以及与蛋白质的交叉反应,同时还须考虑使用抗生素对微生物培养结果的影响。

9. 生理周期及妊娠

女性由于其特殊的生理周期,性激素水平随月经周期而不断地发生变化;在妊娠的不同阶段,由于胎儿的快速生长,孕妇体内部分激素检测结果也与常人相异,甚至形成独特的"妊娠参考区间"。因此,临床医师在分析检验结果时,应充分考虑女性生理周期及妊娠的影响。

10. 昼夜节律

部分检验项目随时间变化呈周期性改变,如葡萄糖、钾、铁等存在日内变化。睾酮和甲状腺素等激素分泌有明显的时间节律变化,皮质醇呈昼夜节律。因此,在分析检验结果时需要考虑标本采集时间。部分检验项目日间变化的情况参见表3-1。

表3-1 部分检验项目日间变化的情况

项 目	最大值出现时段	最小值出现时段	变化幅度(%)
促肾上腺皮质激素	6:00～10:00	0:00～4:00	150～200
皮质醇	5:00～8:00	21:00～24:00	180～200
睾酮	2:00～4:00	20:00～24:00	30～50
促甲状腺激素	20:00～24:00	7:00～13:00	5～15
游离总甲状腺激素	8:00～12:00	23:00～24:00	10～20
生长激素	21:00～23:00	1:00～21:00	300～400
催乳素	5:00～7:00	10:00～12:00	80～100
醛固酮	2:00～4:00	12:00～14:00	60～80
肾素	0:00～6:00	10:00～12:00	120～140

11. 情绪波动

采血当天患者应避免情绪激动,采血前宜静息至少5 min。例如,患者因采血紧张会导致交感神经兴奋,肾上腺素及去甲肾上腺素分泌增加,从而促进血糖升高,使检验结果不能正确反映患者的真实血糖水平。因此,采血前应给予必要的心理疏导,以消除患者的紧张心理。

12. 溶血

(1)红细胞内外浓度差异:红细胞内外部分成分的含量差异较大,溶血后可以引起血浆/血清中部分成分的含量发生变化。

(2)细胞内物质对检测方法的干扰:血红蛋白在300～500 nm波长范围内有一定程度的吸收,可干扰检测结果,尤其是在431 nm和555 nm处有吸收峰,当选用此两种波长做测定时,吸光度会假性增高,且增高幅度与溶血程度相关。另外,红细胞的部分物质对某些测定反应有干扰。例如,血红蛋白能够竞争性抑制胆红素与重氮试剂发生偶氮反应,可导致胆红素浓度假性偏低。血红蛋白具有氧化性,可干扰采用氧化还原原理测定的指标。

13. 采血体位

人体分别处于站立位、坐位及卧位时,伴随着体内电解质及水分在血管及组织间隙之间的流动,一些不能通过血管的大分子物质浓度会发生变化,如蛋白质、酶类等;血浆白蛋白可因此而浓度增大,总蛋白、酶、钙、胆红素、胆固醇及甘油三酯等亦因站位而浓度增加;血红蛋白、血细胞比容、红细胞计数亦可因站位采血而检测结果增高;对于可以被滤过的小分子物质不受体位的影响,如葡萄糖。另外,在进行动脉血气分析及检测二氧化碳分压和氧分压时检测结果卧位比坐位和站立位高。为了减少体位对检验结果的影响,护理人员在采血时应嘱咐患者尽量固定体位,如有可能,应备注体位信息,尤其是长期卧床的患者。

14. 输液

输液也可影响检测结果,如输注葡萄糖可引起体内血糖升高,输注电解质可引起电解质浓度升高;输注右旋糖可使凝血酶原时间缩短;输血时可使血液 pH 值偏高。输液患者需要开具检验时需要充分考虑输液的影响,尽量不要在输液后采集血液标本,不得在输液同侧血管采血。

二、采样时间对结果的影响

采集高质量的检测标本,还应注意控制采集时间,尤其是一些特殊样本,须在具有代表性、检出阳性率最高、对诊断最有价值的时间采集标本并及时送检,确保满足标本检测结果能够真实、客观地反映患者当前的病情状态。

1. 最具代表性的时间

血液标本一般于晨起空腹时采集,可以减少饮食及昼夜节律等对检测指标的影响。许多血液成分昼夜变化很大,如血钾峰值期相比低值期增加 5%～10%,血红蛋白增加 8%～15%,促甲状腺激素增加 5%～15%,血管紧张素可增加 120%～140%。为减少昼夜节律带来的影响,使不同患者间,或同一患者不同时期的检验结果具有可比性,除特殊情况外,一般于晨起空腹时采集标本,特别是血液标本。同时,患者晨起时一般处于平静状态,可减少运动、饮食等因素对检测结果的影响。

现行生物参考区间多基于健康人、空腹的条件下建立,检测结果更具有临床意义。

2. 阳性检出率最高的时间

病原微生物培养应尽可能在疾病初发时采集首份标本。如有抗生素治疗的需求,则应在使用抗生素之前采集标本,否则可能因为抗生素的使用而降低培养的阳性率。

血培养标本应在寒战或发热初起时、抗生素应用之前采集最佳。

血液疟原虫检查的最佳采血时间为寒战发作时。

微丝蚴检查应尽量在 21:00 至次日凌晨 2:00 之间采集。

尿液常规检验中亚硝酸盐检测使用晨尿最佳,因为晨尿在膀胱停留时间长,细菌有足够的生长和产生化学反应的时间。

3. 诊断价值高的时间

如急性心肌梗死患者检测 cTnT 或 cTnI 应在发病后 4～6 h 采样较好,感染性疾病病毒抗体检查在发病急性期及恢复期采集双份血清检查对诊断意义较大。药物监测应根据药物峰值效应,确定药物采集时间。

第二节　采样前的患者准备

标本采集前,患者的心理和生理状态、饮食起居、饮酒、吸烟史以及用药情况等多方面因素对标本的质量均可产生影响。因此,标本采集前患者的状态管理关系着送检标本的质量。

一、患者知晓或知情

采集标本前,对患者进行相关流程的告知,让患者保持情绪稳定,对保证标本质量具有重要意义。

（1）临床医师、护士、检验人员要熟悉检验结果的影响因素,告知患者,让患者做好标本采集前的准备。

（2）对患者执行的所有程序需经患者知情同意。对于大多数常规实验室程序,如患者携带申请单自行到实验室并愿意接受普通的采集程序,如静脉穿刺,即可表示患者已知情同意。对住院患者,正常情况下,宜给予其拒绝采集的机会,并做好记录。

（3）特殊标本采集程序,包括大多数侵入性程序或有增加并发症风险的程序,需有更详细的解释。在某些情况下,需要患者或家属书面同意。

（4）在接待和采样期间,宜充分保护患者隐私,保护措施与申请信息的类型和采集的原始标本相适应。

（5）紧急情况下,无法得到患者的同意,只要对患者病情诊断最有利,可以执行必需的程序。

（6）需要委托检验或向相关医疗专家公开临床信息和家族史时需征得患者同意。

二、静脉血标本采集前的患者准备

静脉血采集前,患者应从饮食、运动、情绪、采血时间、采血体位以及是否正在输液等方面进行准备。

1. 饮食

（1）患者在采血前不宜改变饮食习惯,24 h 内不宜饮酒。

（2）需要空腹采血的检测项目主要包括(不限于)以下几类:

① 糖代谢:空腹血糖、空腹胰岛素、空腹 C 肽等。

② 血脂：总胆固醇、甘油三酯、高密度脂蛋白胆固醇、低密度脂蛋白胆固醇、载脂蛋白 A1、载脂蛋白 B、脂蛋白 a、载脂蛋白 E、游离脂肪酸等。

③ 血液流变学（血黏度）。

④ 骨代谢标志物：骨钙素、Ⅰ型胶原羧基端肽 β 特殊序列、骨碱性硫酸酶等。

⑤ 血小板聚集率（比浊法）。

空腹要求至少禁食 8 h，以 12～14 h 为宜，但不宜超过 16 h。宜安排在上午 7:00～9:00 采血。空腹期间可少量饮水（如白开水、矿泉水等）。

2. 运动和情绪

采血前 24 h，患者不宜剧烈运动，采血当天患者宜避免情绪波动，采血前宜静息至少 5 min。若需运动后采血，则遵循医嘱，并告知检验人员。

3. 采血时间

采血时间有特殊要求的检测项目包括（不限于）以下几类：

（1）血培养：于寒战或发热初起时及抗生素应用之前采集最佳。

（2）促肾上腺皮质激素及皮质醇：生理分泌有昼夜节律性，常规采血时间点为 8:00、16:00 和 24:00。

（3）女性性激素：生理周期的不同阶段有显著差异，采血日期需遵循医嘱，采血前与患者核对生理周期。

（4）药物浓度监测：具体采血时间需遵循医嘱，采血前与患者核对末次给药时间。

（5）口服葡萄糖耐量试验：试验前 3 d 正常饮食，试验当天先空腹采血，随后将 75 g 无水葡萄糖溶于 300 ml 温水中，在 5 min 内喝完，在服糖第一口时计时，每隔 30 min 采血 1 次，历时 2 h 采血完成，其他时间点采血需遵循医嘱。

（6）其他功能试验：根据相关临床指南推荐的功能试验方案所设定的时间采血。

4. 采血体位

门诊患者采用坐位采血，病房患者采用卧位采血。针对某些体位差异性改变的检测项目（如肾素、血管紧张素、醛固酮等），需遵循医嘱要求进行采血。

5. 输液

宜在输液结束 3 h 后采血；对于输注成分在机体内代谢缓慢且严重影响检测结果（如脂肪乳剂）的患者宜在下次输注前采血。如紧急情况下必须在输液时采血，则宜在输液的对侧肢体或距同侧肢体输液点的远端采血，并告知检验人员。

三、患者自采标本的说明

如果需要患者自己采集标本，如尿液、粪便标本等，医护人员必须向患者说明标本的采集要求和采集用具的使用。

第三节 采样器具的准备

原始样品中加入的添加剂应根据检测项目需要进行选择,不能盲目添加。添加剂种类主要包括3类:抗凝剂、稳定剂和防腐剂。实验室应根据世界卫生组织(WHO)及美国临床和实验室标准协会(Clinical and Laboratory Standards Institute,CLSI)等权威机构的指南或建议采用合适的添加剂。

一、采样容器的准备

1. 真空负压采血管类型及适用检测范围

由于添加剂的不同,按CLSI建议,现常采用头盖颜色不同的真空负压采血管进行区分。常用真空采血管参见表3-2。

表3-2 真空负压采血管类型及适用检测范围

试管类型	添加剂	作用方式	适用检测范围
无添加剂的试管(红色/白色)	无	无	临床生化、临床免疫学检测
促凝管(橙色/红色)	血凝活化剂	促进血液凝固	临床生化、临床免疫学检测、交叉配血
分离胶管(黄色)	血凝活化剂、分离凝胶	促进血液凝固、凝胶用以分离血清	临床生化、临床免疫学检测
肝素锂抗凝管(深绿色)	肝素锂	灭活凝血因子Ⅹa、Ⅱa	血氨、血液流变学检测
肝素/肝素钠抗凝管(绿色或棕色)	肝素/肝素钠	灭活凝血因子Ⅹa、Ⅱa	临床生化检测、细胞遗传学检测
EDTA 抗凝管(紫色)	乙二胺四乙酸二钾(EDTA-K_2)或乙二胺四乙酸三钾(EDTA-K_3)	螯合钙离子	血液学检测、交叉配血
氟化物抗凝管(浅灰色)	氟化物和抗凝剂(草酸盐或乙二胺四乙酸或肝素)	抑制葡萄糖酵解	葡萄糖检测
凝血管(浅蓝色)	枸橼酸钠1:9	螯合钙离子	凝血功能、血小板功能检测
红细胞沉降率管(黑色)	枸橼酸钠1:4	螯合钙离子	红细胞沉降率检测

2. 其他常用标本采集容器

在临床标本采集过程中,还常用到尿杯、血培养瓶等容器,其他常用标本采集容器参见表 3-3。

表 3-3　常用标本采集容器

标本类型	容器要求
尿液	一次性无盖或有螺旋盖、清洁、无渗漏、无颗粒、无干扰物质附着容器,其制备材料与标本所检测成分不发生反应
痰液、胸腔积液、腹水、脑脊液等体液	一次性带螺旋盖、清洁、无渗漏、无颗粒、无干扰物质附着容器,其制备材料与标本所检测成分不发生反应
粪便	一次性手掀盖或带螺旋盖、清洁、无渗漏、无颗粒、无干扰物质附着、带采样勺容器;也可用一次性尿杯,用无菌棉签采样,其制备材料与标本所检测成分不发生反应
血培养	专用血培养瓶(含需氧瓶和厌氧瓶),不同品牌/型号的血培养仪,所用血培养瓶不同,根据检验中心的要求使用;使用前认真阅读说明书
分泌物拭子	各类一次性无菌拭子(如鼻/咽拭子、女性拭子、男性拭子),使用前认真阅读说明书 宫颈分泌物[液基细胞学检测(TCT)、人乳头瘤病毒(HPV)检测]:专用宫颈细胞刷和细胞保存液,使用前认真阅读说明书
分泌物涂片	一次性干燥、洁净玻片,需要时,请联系检验中心获取
特殊标本容器	请咨询检验中心

二、静脉采血器材的准备

1. 真空负压采血管

略。

2. 采血针

(1) 常规宜使用直针采血。

(2) 血培养标本采集时,宜使用蝶翼针。

(3) 根据静脉的特点、位置,采血量选择合适的采血针针号,宜选用 22G 采血针。凝血功能与血小板功能相关检测、采血量>20 ml 时宜使用 21G 及以下的采血针。

(4) 宜使用能够最大程度减少职业暴露的安全型采血针具。如使用注射器采血宜配备转注装置,并制订减少职业暴露风险的相关规程。

3. 止血带

在条件允许的情况下宜选用卡扣式止血带;如使用非一次性止血带,宜在每次使用后进行规范消毒。

4. 消毒剂

可使用的消毒剂包括(不限于):碘酊与异丙醇复合制剂,葡萄糖酸氯己定,聚维酮碘与乙醇复合制剂,碘、醋酸氯己定与乙醇复合制剂,75%医用乙醇等。

5. 止血用品

无菌干棉球、纱布或棉签、低致敏性的医用胶带等。

6. 垫巾和脉枕

宜在脉枕上放置一次性垫巾或消毒垫巾。

7. 锐器盒(利器盒)

锐器盒宜一次性使用,使用容积不宜超过3/4。

三、动脉采血器材的准备

1. 治疗车/治疗盘

略。

2. 采血针(器)

使用动脉专用采血针(器)或5ml干燥注射器。使用干燥注射器时,还需准备浓度为1000U/ml肝素抗凝剂(用生理盐水配制)。采集前,吸取0.2ml肝素抗凝剂,来回抽动针栓,使针管全部湿润,将多余的肝素抗凝剂排出。

3. 消毒剂

可使用的消毒剂包括(不限于):复合碘消毒剂、75%医用乙醇。

4. 止血用品

无菌干棉球、纱布或棉签、低致敏性的医用胶带等。

5. 一次性治疗巾、垫巾和脉枕

根据需要选择使用;宜在脉枕上放置一次性垫巾或消毒垫巾。

6. 锐器盒(利器盒)

锐器盒宜一次性使用,使用容积不宜超过3/4。

四、末梢采血器材的准备

1. 末梢采血器

根据检测项目需要的采血量选择末梢采血器。可选择触压式末梢采血器、按压式末梢采血器和专门针对足跟采血的足跟采血器、三棱针、激光采血器等。

2. 微量采血吸管

一次性使用带有定量标识的中空玻璃或塑料材质吸管,血液可通过虹吸作用流入管内。

一次性微量采血吸管一般为20μl和40μl定量。

3. 末梢采血管

根据检测项目要求,选择含有不同抗凝剂或促凝剂的末梢采血管。

4. 消毒剂

70%或75%医用乙醇,或70%异丙醇消毒液(棉球或棉签)。

5. 止血用品

无菌干棉球。

6. 锐器盒(利器盒)

锐器盒宜一次性使用,使用容积不宜超过 3/4。

第四节　标本唯一标识

对每份临床标本给予明确且唯一的标识或编号,并加以控制,以防止标本相互混淆。

一、标本标识唯一性的必要性

LIS 可以利用条形码来代替实验室内涉及手工操作的许多繁杂标本处理步骤。条形码赋予检测标本的唯一标志,应用于整个标本的分析过程,从标本的采集、储存、运输,到患者信息的传递,标本的接收、核对与处理、分析检测,查询结果、报告打印、标本保存,极大地方便了医师和患者获取检测信息,同时也实现了检验流程管理无纸化。

二、标本标识唯一性的实现

标本容器的标签上应注明下列内容:①送检科室及病床号;②患者姓名及病历号;③送检标本量(需要时);④检查项目;⑤采集标本的时间。

为防范错误的出现,最好使用条形码。条形码技术的应用为整个检验流程信息化管理提供了极大的辅助。目前,条形码标签应用模式主要有:集中现打条形码模式、分散现打条形码模式、预制条形码模式、复合条形码模式。条形码应用应当贯穿整个检验流程,引入了现代化信息化管理元素,支持所有检验标本扫描条形码进行信息检验管理;在整个流程设计中还必须考虑条形码应用模式下单一手工项目的解决方案,合理设置条形码应用模式下手工项目的处理流程;支持末梢血标本条形码管理;支持掌上电脑应用(personal digital assistant,PDA);另外条形码的编码方式也须匹配区域检验标本管理。

特别注意的是,区域一体化检验是发展趋势,在区域化检验项目中,一般不推荐采用预制条形码方案,其主要原因在于预制条形码的分段制作。如果医疗机构代码按照编码标准在条形码上体现,则对于标本量不是很多的小型医疗机构,试管生产商在预制条形码制作上存在一定的困难;如果不在条形码标签上体现,则不利于识别。因此,在区域中保证条形码的唯一性,需要进行较大的协调性工作和有力的管理手段支撑。若必须采用预制条形码方案,解决的办法有以下两种。

（1）预制条形码由统一的管理部门产生预制条形码标签（按照医疗机构代码进行编制）。

（2）如果必须采用试管生产商提供的条形码标签,则建议条形码标签分类到二级医疗机构代码。

（徐黎明　王金金）

第四章 常规临床标本的采集

合格的标本是检验结果准确可靠的前提,标本的规范采集是获得合格标本极为重要的环节。临床上涉及的标本种类很多,其中最常见的标本为血液、尿液和粪便。本章将重点介绍血液、尿液、粪便标本的采集和注意事项。

第一节 血液标本采集前的医护准备

标本采集前医护准备是否充分,不仅关系到能否正确采集标本,更关系到患者的医疗安全。为确保检验结果的准确性和客观性,标本采集人员应注重专业知识的学习和操作技能的提升。标本采集人员不仅应熟悉标本采集流程、掌握操作技能、熟悉生物安全要求、具备处理患者突发事件的能力,还要有良好的医患沟通能力,能够为患者详细讲解标本采集前的要求和注意事项。

一、血液标本采集前的基本要求

1. 采血医护人员

(1)人员能力及资质:负责血标本采集的医护人员必须经过专门的培训,具备相应的血液标本采集相关知识、熟练的操作技能、应急事件的处理能力。应具备护士或医学检验技术资质。

(2)采血医护人员的个人防护:血液标本采集前,应佩戴医用帽子、口罩和手套。条件允许的情况下,每完成一位患者的血液标本采集后应更换新的手套;或在每完成一位患者的血液标本采集后,使用速干手消毒剂进行消毒。如在血液标本采集过程中手套沾染血液或破损,应及时更换。采血对象如为多重耐药菌感染、呼吸道传染病、血源性传染病且有血液、体液喷溅风险的患者,应提高个人防护等级,按照 WS/T 311—2009《医院隔离技术规范》及 GBZ/T 213—2008《血源性病原体职业接触防护导则》进行个人防护。

2. 消毒措施

(1)穿刺点消毒方法:以穿刺点为圆心,以螺旋画圆的方式自内向外进行消毒,消毒范围直径5 cm 为宜,消毒 2 次。消毒剂发挥作用需与皮肤保持接触至少 30 s,待自然干燥后穿刺。

（2）注意事项：

① 穿刺点消毒区域须在空气中风干后穿刺，以防止消毒液引起血液标本溶血或者使患者在穿刺时感觉灼热。

② 如穿刺较困难，应消毒后重新触摸血管位置，在采血部位再次消毒后穿刺。

（3）血培养标本采集消毒方法：略。详见本书其他章节。

3. 采集部位的选择

1）静脉血采集部位的选择

（1）选择原则：最常用的静脉采血部位是肘正中静脉，其粗大表浅，易于固定，穿刺成功率较高，患者痛苦最小，且针的位置偏斜时不易损伤神经；其次是头静脉和贵要静脉，与肘正中静脉相对比，这些静脉相对较细，血流速度稍慢；手背的静脉也可适用。当所有静脉位置都不明显时，应使用示指或中指触摸寻找静脉位置决定穿刺点，可以让患者握拳使静脉更明显，有利于穿刺，但不得做用力的手部运动，否则会使血液中的某些分析成分含量发生改变。

（2）注意事项：

① 踝部和手足末端血管在没有征得医师同意下一般不建议选择，因为该部位可伴有明显并发症，如静脉炎、血栓症、组织坏疽等。

② 对于近期（3个月内）施行乳房切除术的女性患者，可能会因潜在并发淋巴结炎影响血液成分，故不宜在手术同侧手臂采血。术后3个月后，若无特殊并发症，可恢复常规采血。

③ 化疗药物注射后的同侧静脉不宜作为采血选择；血液透析患者动静脉造瘘侧手臂的血管或穿刺部位有皮损、炎症、结痂、瘢痕的血管同样不宜选择。

④ 在血肿的区域采血会导致检验结果的误差，要尽量避免在血肿位置的任何部位穿刺取血，如果没其他血管可供选择，则在血肿的末梢穿刺。

⑤ 不宜在医疗损伤的部位穿刺采血。

⑥ 医护人员穿刺静脉时要动作细致，避免误刺到同侧动脉。如果疑有动脉刺破，必须在针口处直接压迫止血5 min以上直到出血停止。

2）动脉采血部位的选择

（1）桡动脉：桡动脉是目前临床使用最多的动脉穿刺部位。此动脉表浅，易于触及，周围无大静脉并行，且有尺动脉作为非常良好的侧支循环。通过止血带在手腕处压迫，可较易于穿刺口止血，因此，发生血肿的机会很低。同时穿刺过程中若不触及骨膜，一般疼痛感不强烈，患者易于耐受。手部血液供应不足者建议选择其他部位穿刺。

（2）肱动脉：肱动脉是采集大容量动脉血样的首选动脉。但其穿刺过程操作较困难，需要深入肌肉和结缔组织深部，且正中神经沿肱二头肌中央下行，从肱动脉中间跨过下降至肘窝，在肱动脉附近附着，易在穿刺时造成神经损伤。对于肥胖患者，多难以触及肱动脉，且有效压紧血管穿刺点更困难，因其位置深埋于软组织，血肿更容易形成。肱动脉不常用于婴幼儿和儿童，特别是婴幼儿，其比桡动脉更难触及，且没有侧支循环。因此采集时要格外小心。

（3）股动脉：股动脉作为下肢动脉主干，是非常大的动脉，位于腹股沟浅表，较容易触及和穿刺。通常在临床动脉穿刺中，股动脉是前两处动脉无法施行时最后选择的部位。股动脉穿刺的缺点是大腿的侧支循环较少，如果穿刺部位消毒不彻底，容易发生感染。

（4）毛细血管动脉化：热敷毛细血管后，采集的血标本与动脉血标本可比拟，称为毛细血管动脉化，常被用于足够通气条件下的酸碱基础平衡评估。但是新生儿足跟穿刺采集的毛细血管血标本对精确评估氧饱和度存在局限性，其氧分压（PO_2）与实际动脉血氧分压（PaO_2）相关性较低。

对于成年患者来说，鉴于动脉采血患者痛苦大，且操作相对复杂，采用毛细血管动脉化的血气分析指标 pH、血二氧化碳分压（PCO_2）、PO_2 与动脉血无显著性差异。因此，临床上成年患者常用热敷法使毛细血管血"动脉化"进行血气分析。此方法同时适用于急危重新生儿血气分析指标的监测。

（5）足背动脉：足背动脉可以用于动脉穿刺和导管取样，但不常用。

3）末梢血采血部位选择

人体末梢血采血部位的选择原则是毛细血管丰富、循环较好的部位。

（1）常见穿刺部位：成人及 1 岁以上儿童以无名指或中指（首选左手）的指端内侧为宜；特殊患者（如烧伤）也可在足跟部两侧或大拇指实施穿刺。

（2）婴儿的穿刺部位：婴儿理想的采血部位是足底面两侧的中部或后部，针刺的深度不超过 2 mm，靠近足底部后面的针刺深度不超过 1 mm。

4. 静脉采血管的使用

使用真空采血管、注射器或封闭式静脉留置针进行静脉采血时，按以下顺序将血液注入采集管能最大程度减少添加剂对检测项目的干扰、降低潜在的检验结果误差。

1）采血管顺序

顺序为：①血培养瓶；②枸橼酸钠抗凝采血管（蓝色盖管）；③枸橼酸钠抗凝采血管（黑色盖管）；④血清采血管，包括含有促凝剂和/或分离胶（红色/橙色/黄色盖管）；⑤含有或不含分离胶的肝素抗凝采血管（绿色盖管）；⑥含有或不含分离胶的乙二胺四乙酸（EDTA）抗凝采血管（紫色盖管）；⑦葡萄糖酵解抑制采血管（灰色盖管）。

2）注意事项

（1）用于分子检测的采血管应置于肝素抗凝采血管前采集，避免可能因肝素污染引起 PCR 反应受抑。

（2）用于微量元素检测的采血管宜充分考虑前置采血管中添加剂是否含有所检测的微量元素，必要时单独采集；不宜使用注射器采集。

（3）使用蝶翼针且仅采集枸橼酸钠抗凝标本时，宜弃去第一支采血管。被弃去的采血管用于预充采血组件的管路，无须完全充满。

（4）如使用注射器采血，血液从注射器转注至真空采血管中的顺序与真空采血系统的采集顺序相同。不宜拔除真空采血管的胶塞,不宜对注射器针栓施加压力,让血液自行流入采血管,直到血流停止,以确保正确的血液与添加剂比例,减少溶血或抗凝不充分情况的发生。

5. 患者身份与项目的确认

(1)患者身份确认:采血前一定要确保患者信息准确无误。对于住院患者,采血者需认真核对患者的腕带信息与申请条形码信息,不能仅凭记忆和床号辨认;对于持医保卡或就诊卡至检验中心窗口采血的门诊或急诊患者,采血者必须仔细核对患者姓名及年龄,需与医保卡/就诊卡里的信息一致。

(2)检测项目及患者状态的确认:在采集标本时,采血者需要核实检验项目,对患者采样时状态有特殊要求的项目,如需空腹的项目、计时项目[如口服葡萄糖耐量试验(OGTT)]、受昼夜或生理节律影响的项目(如皮质醇、女性激素等),需得到患者本人或家属确认符合医嘱要求后才能采血。

二、生物安全的防护要求

1. 院内感染的防范

严格遵守标本采集时的生物安全规范,避免交叉感染,严格执行"一人、一针、一巾、一带",采集完每个患者后,操作人员均需更换手套或用消毒剂消毒手套表面。

2. 医疗废弃物的处置

采血废弃物品按照医疗废物统一处理。如使用真空采血系统,将采血针弃入锐器盒中;如使用注射器,针头不宜重新套上保护鞘,不宜弯曲、折断、剪断针头,也不宜从所在注射器上卸下;消毒和止血所用的棉球、棉签、纱布等弃入具有生物危险标识的黄色医疗废物桶中。

3. 职业暴露的处理

医务人员职业暴露指医务人员在从事医疗及相关工作的过程中,通过眼、口、鼻、破损皮肤及其他黏膜或通过针刺、咬伤、擦伤和割伤等途径,接触血源性病原体或其他潜在传染物质,存在可能被感染的情况。采血者常见的职业暴露多为针刺伤、血液溢洒或飞溅污染等。

(1)针刺伤的处理:工作人员在工作中发生被医疗利器刺伤、擦伤等状况时,应立即对损伤的皮肤或黏膜局部进行处理。伤者要保持镇静,迅速脱手套,用未受伤的手立即从近心端向远心端挤压受伤的部位,尽可能挤出损伤处的血液,相对减少受污染的程度,再用流动水进行冲洗。禁止进行伤口的局部按压。伤口冲洗后,用消毒液(75%乙醇或者0.5%碘伏)消毒后包扎伤口。及时将职业暴露事件向医疗机构中分管职业防护的部门报告。

(2)血液溢洒的处理:在血液采集过程中,如果因为采血管破裂或者其他因素导致血液溢洒,立即戴手套拿纸巾覆盖血液,向纸巾上倾倒5%的含氯消毒液溶剂,作用时间30 min以上,如有必要应再次进行消毒和清洁。将污染物置于黄色医疗废物桶中。

(3)血液飞溅至黏膜:在血液采集过程中,如果发生血液喷溅到眼睛或黏膜上,应立即用洗眼器或自来水清洗被喷溅部位。第一时间确认血液中有无传染性病毒,并及时将职业暴露事件向医疗机构中分管职业防护的部门报告。

三、患者突发情况的处理

1. 疑似动脉、神经损伤时的处理

（1）怀疑穿刺到动脉时的处理：在采血过程中，如穿刺部位快速形成血肿或采血管快速充盈，怀疑穿刺到动脉，应立即终止采血并拔出采血针，按压采血部位5～10 min，直至出血停止。如需要继续采血，可在其他部位进行静脉穿刺。

（2）怀疑穿刺到神经时的处理：在采血过程中，如患者感到在穿刺部位近端或远端有放射性的电击样疼痛、麻刺感或麻木感，则怀疑穿刺到神经，应立即终止采血并拔出采血针止血。如需要继续采血，可在其他部位进行静脉穿刺。必要时可请临床医师对患者神经损伤程度进行评估及处理。

2. 晕厥的处理

如患者在采血过程中出现晕厥，应立即停止采血，拔出采血针止血；将患者置于平卧位，松开衣领；如疑似患者为空腹采血呈低血糖状态，可给予口服糖水；观察患者意识恢复情况及脉搏、呼吸、血压等生命体征，如生命体征不稳定，应立即呼叫急救人员。

3. 血肿的处理

对于已形成的血肿或瘀青，嘱咐患者24 h内可给予冷敷止血，避免该侧肢体提拎重物，24 h后可热敷以促进瘀血吸收。

第二节 血液标本的采集

临床实验室血液检测标本类型包括静脉血、动脉血及末梢血。以静脉血为标本的检测项目涵盖临床检验所有领域，涉及生物化学检验、免疫学检验、血液学检验、分子生物学检验、药物监测、输血检验、微生物学检验等。动脉血标本是评估患者代谢状况的首选，也是对呼吸和代谢功能的基本反映，适用于血气分析、全血电解质测定及某些代谢产物测定。末梢采血又称皮肤穿刺采血法，临床通常在手指或足跟特定部位穿刺，采集毛细血管血液，即末梢血进行检验。末梢血检验适用于儿科患者、特殊成人患者及其他适用于末梢血标本的检验项目的受试者。

一、静脉血的采集

1. 患者准备

空腹检验项目要求患者至少禁食8 h，以12～14 h为宜，但不宜超过16 h。宜安排在上午7:00～9:00采血。空腹期间可少量饮水。如需在其他时间急查一些项目，应标明采血时间和患者状态，在评价检验结果时应考虑并排除昼夜节律和患者饮食影响，采血尽量安排在其他检查和治疗前。

2. 静脉血采集的操作步骤

（1）检查所有必需品是否齐全，确认物品在有效期内。

（2）协助患者摆好姿势。由于体位因素对一些检验结果有影响，应该协助调整患者的姿势，一般来说，住院患者宜采取卧位，门诊患者宜采取坐位。尽可能地保证同一患者每次采血都在同样的体位条件下进行。患者应处于平静状态，情绪紧张、激烈运动可激活或抑制血小板、凝血因子和纤溶等成分，影响检验结果。

（3）止血带的使用。止血带可使局部血管更充盈，使血管更加突显，有利于进针，对于一些静脉不明显的患者，需要在使用止血带后观察、触摸，以确定血管位置。但应注意以下几点：

① 使用止血带初步寻找血管时不能在一个部位绑紧超过1 min，以免血液浓缩或者血液渗透进组织，这会导致分析物测定值出现偏差。

② 止血带应绑在肩肘之间，肘窝上约6 cm处。如果止血带位置过高，压力不够，则达不到血管充盈的目的；位置过低，压力过大，可导致穿刺处形成血肿，且止血带的末端可污染静脉穿刺点。止血带松紧应适度，仅压迫静脉，避免拧痛患者皮肤，尽量使患者舒适。

③ 若使用止血带后仍然存在静脉寻找困难，请在使用止血带的情况下从腕部向肘部轻轻按摩患者前臂，让患者反复缓慢握拳和张开，充盈血管，便于穿刺；禁止拍打手臂。由于止血带能干扰血流速度和流向，破坏体液和血细胞平衡，长时间使用止血带会激活血小板和纤溶酶，因此在采集凝血试验标本时应尽可能缩短止血带使用时间，止血带捆扎时间不应超过1 min。在皮肤消毒时，尤其是消毒时间较长时（如采集血液细菌培养标本），应先解开止血带，穿刺时再绑上。

（4）确定静脉：按照静脉选择原则，确定要采血的静脉。

（5）穿刺部位消毒：按照消毒措施，进行穿刺部位的消毒。

（6）穿刺程序：血液标本采集方法一般包括注射器采血法和真空采血法。注射器以注射药物为目的而设计，所以用于血液标本采集则存在一些缺陷，血液标本的容量、质量和生物安全都难以保证，通常不建议使用注射器进行静脉穿刺采集标本。真空采血法相对安全、快捷，能准确控制采血量，血液标本质量也能得到有效保证。真空采集法正逐步取代注射器采血法。因此，下面重点介绍使用真空采血法采集静脉血标本的穿刺程序。

① 在进针前先用一只手固定患者胳膊，这样不仅可以防止患者移动手臂造成静脉移位，还可有助于降低患者恐惧感，增加穿刺成功率，减少血肿形成的机会。给患者思想准备，告知患者穿刺即将开始，不要在患者没有思想准备的情况下突然进针。

② 打开采血针的外包装，拔除采血穿刺针的护套，用左手在穿刺部位下方握住患者手臂，拇指于穿刺点下方2.5～5.0 cm处向下牵拉皮肤固定静脉，避免触碰消毒区。右手拇指和示指持穿刺针沿静脉走向使针头与皮肤成30°角，快速刺入皮肤，然后成5°角向前刺破静脉壁进入静脉腔，而后可在静脉内沿其走向继续推进，保证采血针在静脉内稳定。针尖穿透静脉壁的瞬间会有突破落空感，采血者会感到针头前端的阻力突然消失。见回血后，立即将刺塞端（外周橡胶管保护）直接刺穿真空采血管盖中央的胶塞，血液自动流入试管内，松开止血带，嘱患者松拳，如需多管血样，将刺塞端拔出，刺入另一真空采血管即可。达到采血量后，拔下刺塞端的采血试管。如采集的标本有抗凝血，应立即颠倒混匀试管5～8次，使血液与抗凝剂充分混匀。

③ 采血完成,将无菌干棉签或棉球压住穿刺点,拔出采血针后,嘱患者继续按压穿刺点 5 min,止血功能异常的患者宜适当延长时间,直至出血停止。不宜曲肘按压,以免增加额外压力,导致出血、瘀血、疼痛等情况的发生。如在正确按压止血的前提下出现血肿或出血持续时间超过 5 min,可请临床医师对患者凝血功能进行评估及处理。

(7) 采血完毕后产生的医疗垃圾按规定分类处理。

3. 注意事项

1) 血液标本无法正常采集时的处理方法

(1) 轻微调整进针位置。如采血针刺入静脉过深,可略微抽出;如穿刺不够,可将采血针顺静脉轻轻推入;不宜在静脉走向不明时盲目探查。

(2) 如穿刺已成功,采集中途血流突然停止,可能是血管壁贴附针孔,可将采血针旋转半周;如怀疑真空采血管真空度不足,应及时更换采血管。

2) 防止因穿刺引起血肿

抽血者要注意以下几点:

(1) 穿刺针要完全穿过血管第一层内壁进入到血管腔里面,如果穿刺不完全,会使血液通过针的斜面渗出到周围的软组织,形成血肿。

(2) 在抽出针头之前,先松开止血带。

(3) 选择表浅的大血管进行穿刺。

(4) 在松开止血带之前,要保持针头位置不移动。

(5) 在收集血液样本的全程中,固定好标本采集装置。

(6) 采血完毕,用干无菌棉签按压,确保血管穿刺孔被密封,同时需在穿刺点上缘稍微加点压力。

3) 防止溶血

要注意以下几点:

(1) 消毒后,消毒液要在空气中风干后再进针。

(2) 不要在血肿位置穿刺。

(3) 如果用注射器抽血,要确保针头和针筒间没有泡沫。

(4) 在混匀血液和采集管内添加物时,动作要轻柔。

4) 凝血标本的采集

血液与抗凝剂的体积比一般为 9∶1,抗凝比例必须精确,抗凝剂在血标本中的绝对含量可改变血浆中钙离子浓度,进而直接影响凝血试验结果。

5) 避免输液通道抽血

宜在输液结束 3 h 后采血;对于接受输注成分(如脂肪乳剂)代谢缓慢且严重影响检测结果的患者,宜在下次输注前采血。紧急情况下须在输液的同时采血时,宜在输液的对侧肢体或同侧肢体距输液点的远端进行,并把这一情况告知检验人员。

4. 标本保存方法

1）静脉血液标本一般送检要求

（1）静脉血液标本采集后宜及时送检。宜在2 h内离心分离血清/血浆（全血检测标本除外）。

（2）标本容器竖直放置并防震荡。

2）特殊要求

（1）部分检测项目需要特殊的保存或运送条件，如体温（37℃）、冷藏（2～8℃）、冰冻（－20℃）、避光等，宜参考该项目试剂说明书的保存条件或进行稳定性评估。

（2）血培养标本的运送要求，见本书其他章节。

（3）血液标本的运送必须保证运送过程中的医护安全，防止溢出。

（4）全血标本运送时，如需冷藏，标本容器不能直接接触冰块，以防标本溶血。

5. 拒收标准

（1）标本量过少，不能满足检测需求。

（2）抗凝标本凝集。

（3）溶血标本原则上拒收，但可视申请检测的项目或患者的情况而定（如溶血影响申请项目检测的准确性，则拒收；如溶血不影响申请项目检测的准确性，则可接受；如患者的情况不允许再次采集标本，与临床医生沟通后，可做让步检验标本处理，并做记录）。

（4）标本被稀释（输液侧手臂采血）。

（5）血液与抗凝剂比例不正确。

（6）标本未按规定流程处理与存放。

（7）申请项目重复。

二、动脉血的采集

1. 患者准备

1）患者身份识别

参照静脉血采集程序中患者身份识别方法，正确识别患者身份。

2）采集前准备

（1）患者状态评估：患者应处于放松舒适的状态，躺在床上或坐在舒服的椅子里，调节呼吸至少5 min至稳定状态，门诊患者要超过5 min。采集前需确认患者的状况，患者的体温、呼吸模式、吸氧浓度等都会影响血液中氧和二氧化碳的浓度。如果机械通气的氧浓度发生改变，至少等待20～30 min，直到患者达一个稳定的状态才开始采集标本，患者采样时的状态非常重要，尤其对于慢性肺部疾病的患者更应观察评估后再采血。

（2）医患沟通：用可以让患者信赖的语言告知患者即将要采集标本。避免患者发生焦虑、屏气、呕吐、哭喊从而引起换气过度，以防血液气体的含量因此而临时发生变化。

2. 动脉血采集的操作步骤

1）准备工作

准备好动脉血采集所需要的材料，再次核对患者信息。

2）穿刺消毒

参照静脉采血的消毒方法进行消毒，消毒后，穿刺部位不能再触摸，除非用戴无菌手套的手指。

3）穿刺方法

（1）桡动脉穿刺：采集者用左手示指和中指在桡动脉搏动最明显处，纵向两侧相距1 cm固定桡动脉，两指中间是搏动最明显处，用已消毒的中指指腹置于搏动最强处，指导进针位置，右手持采血器或注射器，在左手中指指腹下方垂直进针0.5～1 cm，见回血后固定针头，采集血液至预设的容量刻度；也可采取斜刺，逆动脉血流方向穿刺，采血器（或采血针）与皮肤表面呈45°～60°，用已消毒的左手示指触桡动脉搏动的准确位置，使动脉恰在示指下方，在示指下的动脉搏动处进针，见回血后固定针头，采集血液至预设的容量刻度。

（2）股动脉穿刺：患者平卧位或半卧位，下肢伸直或略外展，用手探测股动脉搏动，一般在腹股沟韧带下方1～2 cm股动脉处，或耻骨结节和髂前上棘的中点，以搏动最明显处作为穿刺点。示指和中指放在股动脉两侧，示指、中指均能触摸到股动脉搏动，右手持采血器（或采血针）与皮肤垂直进针，见回血后固定针头，采集血液至预设的容量刻度。

（3）肱动脉穿刺：患者平卧位或半卧位，上肢伸直或略外展，手心朝上，在肱二头肌腱内侧沟肱动脉搏动最明显处斜刺进针，见回血后固定针头，采集血液至预设的容量刻度。

（4）足背动脉穿刺：患者平卧位或半卧位，在足背内外踝连线的中点，第一和第二跖骨之间的间隙触摸足背动脉，采集者左手握住患者穿刺侧的足背，当脚向足底微弯曲时最易刺入。采血器（或采血针）与皮肤表面呈45°～60°，用已消毒的左手指触足背动脉搏动的准确位置，使动脉恰在手指下方，在手指下的动脉搏动处斜刺进针，见回血后固定针头，采集血液至预设的容量刻度。

（5）末梢血动脉化采集：当动脉血不易获得时，可用末梢血代替动脉血，采集部位有手指尖表面、脚后跟、大趾的趾面（适用于＜1岁的婴幼儿）。穿刺前需进行充分的热敷，用45～50℃热水袋热敷采血部位3～5 min，然后按末梢血采血方法采集。

4）拔针与穿刺点止血

拔出采血针后，在穿刺部位覆盖无菌棉签、棉球或纱布等，按压穿刺点至少5 min（止血功能异常的患者宜适当延长时间），直至出血停止，注意观察局部情况，防止出血和发生血肿。

5）标本混匀

（1）使用动脉采血器采血，拔针后，立即按照说明书上的要求，充分混匀标本，防止血液凝固。

（2）使用注射器采血，拔针后，不可回抽注射器，以免空气进入，如果有气泡，应立即将针头向上竖直排除空气，迅速将针尖斜面全部插入橡皮塞内，以达到密封状态，立即轻轻转动注射器，使血液与肝素充分混匀，防止血液凝固。

3. 注意事项

（1）采血后要求标本严格密封，不能接触空气，并立即送检。

（2）针头进入动脉后常引起血管收缩，不能立刻见到回血，需稍等片刻方可见回血，因此不要急于进退针头，以免造成穿刺失败。

（3）动脉穿刺存在一定的风险，操作不当极易引发并发症，因此一定要严格按照采集方法执行操作。

（4）正确鉴别动脉血与静脉血：静脉血由于氧合血红蛋白把氧释放到组织，形成了还原血红蛋白，因此呈暗红色；动脉血呈鲜红色，因为动脉血含有较多的氧合血红蛋白。

4. 标本保存方法

采血完成后立即使用书面或电子记录的方式，正确记录血液标本的采集时间，并即刻送检，一般采血到送检过程不宜超过 30 min，如不能及时送检，应放入冰水中保存（勿用冰块，以防细胞破坏溶血）。

5. 拒收标准

（1）空管或者标本量过少，不能满足检测需求。

（2）抗凝标本凝集。

（3）采集错误，动脉血抽成静脉血。

（4）标本放置室温时间过长。

（5）动脉血标本直接与空气接触。

三、末梢血的采集

1. 患者准备

（1）参照静脉血采集程序中患者身份识别方法，正确识别患者身份。

（2）全血细胞分析、微量元素、感染性标志物、病原体抗体等检测一般无须禁食，其他对于饮食、运动、时间、体位、药物等有特殊要求的检测项目，采血前需根据医嘱确认患者状态。

2. 末梢血采集的操作步骤

1）固定采血部位

指导患者做好体位准备。一般取坐位，自然伸出手臂并张开手指，手指略低于手掌，无须固定。

婴幼儿需在其陪同人协助下固定采血部位，方法如下：

（1）指尖穿刺固定方法：陪同人坐在采血椅上，将患儿放于双膝上，交叉双腿，夹住并固定患儿的下肢；从患儿胸前将其环抱，并夹紧其非采血的手臂；牢牢固定患儿采血侧手臂的肘部，用另一只手将患儿的手腕固定住，使其手掌保持在手腕平面下方。在采集过程中，陪同人需有规律地按压和放松患儿手腕，以确保充足的血流。

（2）足跟穿刺固定方法：陪同人坐在采血椅上，将患儿横放于双膝上，一只手环抱住患儿，一只手从下方托住患儿，同时固定住待采集侧的小腿。在采集过程中，陪同人可有规律地按压和放松患儿腿部,以确保充足的血流。

2) 末梢穿刺

穿刺前,按静脉消毒程序对穿刺点进行消毒,待消毒液自然干燥后,从包装中取出一次性采血针,用左手拇指和示指捏紧采血部位,使采血部位的皮肤和皮下组织绷紧,右手持一次性消毒采血针,迅速穿刺。穿刺后立即出针并丢弃于利器盒内,让血液自然流出,用消毒干棉球轻拭去第一滴血后,用微量采血管吸取满足用量要求的血液。用干棉球拭去管尖外壁附着的血液,将吸管伸入装有稀释液的试管底部或装有抗凝剂的采血管中,微量吸管内的血液会慢慢流出。待血液全部流出后,盖上试管帽,然后轻轻上下颠倒或轻弹试管,使试管内的液体混匀。需采集多管时,轻揉、间歇性地对采集点周围组织施加压力,以增加血流量。

3. 注意事项

(1) 对于血液循环不佳的患者采血前可轻轻按摩采血部位,促进局部组织血液循环,如按摩不能改善循环状态,可适当热敷。

(2) 采集后立即轻柔地充分混匀标本,防止凝固,但切勿大力震荡导致标本溶血。

(3) 不宜从低体重早产儿的手指以及脚后方跟腱处采血,以防造成骨组织和神经组织的损伤。

(4) 采血部位宜保持温暖,有利于血液顺畅流出。

(5) 消毒后应待皮肤干燥后方可采血,否则流出的血液与消毒剂混合,也可能导致溶血。

4. 标本保存方法

采集后尽快送检,如不能立即送检,根据不同检测项目存放条件要求的进行存放。

5. 拒收标准

(1) 标本量过少,不能满足检测需求。

(2) 抗凝标本凝集。

(3) 标本放置室温时间过长。

第三节　尿液标本的采集

尿液是临床检验中具有重要意义的体液标本,尿液成分的变化可反映泌尿系统及相关组织器官的病变,其检验结果的准确性直接关系疾病的诊断与治疗。为了保证尿液检验结果的可靠性,必须坚持全面质量管理(total quality management,TQM),确保尿液采集规范有效。尿液标本规范化的采集、运送及处理,是尿液标本检验前质量保证的主要要求;不合格的尿液标本,其检测结果无法真实反映患者的实际状态,即使用质量最优的试剂、最好的仪器设备、最具经验的检验人员,也无法弥补标本采集、转运过程中产生的差错。尿液标本类型众多,临床常用的尿液标本,包括晨尿、随机尿、计时尿、尿三杯、导管及耻骨上穿刺尿等。

一、晨尿标本的采集

1. 晨尿的临床应用

晨尿是指清晨起床、未进早餐和做运动之前排出的第一次尿液。通常晨尿在膀胱中的存留时间达6~8 h,各种成分得到浓缩,有形成分形态结构较完整,已达检测或培养所需要的浓度。晨尿标本可用于肾浓缩功能的评价、尿人绒毛膜促性腺激素(HCG)测定、尿液常规分析、尿沉渣分析、尿液红细胞位相检测等。需注意的是晨尿中高浓度的盐成分冷却至室温后可形成结晶,干扰尿液的形态学检查。晨尿一般不受饮食或运动等因素影响,检测结果相对稳定,有利于临床诊断疾病的进展及疗效。

2. 患者准备

患者应情绪稳定,按日常状态起居;采样前清洁外生殖器、尿道口及周围皮肤。

3. 采集方法

针对不同类型患者,使用不同的采集方法:

(1) 自由活动者:领取一次性尿杯及尿管(10 ml),留取清晨第一次尿,前段尿液弃去,留取中间段尿液10~50 ml于尿杯中,再沿着尿杯引流口慢慢倒入尿管中,至10 ml刻度处。

(2) 行动不便者:协助于床上使用干净的便盆或尿壶,收集足量尿液于标本容器中。

4. 注意事项

(1) 临床医护人员提供容器的同时告知患者清晨清洗外阴后,留取第一次尿液的中段尿,并告知需要留取的合适尿量。

(2) 留取尿液前一天晚上及清晨均不可大量饮水。

(3) 应避免阴道分泌物、经血或者粪便等污染尿液。

(4) 留取后拧紧杯盖,防止溢洒;并记录留取时间。

(5) 物流运送时务必保持标本平稳放置,以防运送过程中颠簸导致尿液产生过多的泡沫而引起细胞溶解。

5. 标本保存方法

尿液标本收集后,应立即送检,于2 h内完成检测,一般不建议使用防腐剂。如尿标本在2 h内不能完成检测,宜置于2~8℃条件下保存,但不能超过6 h。如无冰箱保存,根据检测项目的特点,尿标本可以适当加入防腐剂防腐。常用尿液防腐剂及用途参见表4-1。若针对须进行24 h尿液检测的特殊项目,24 h尿液保存方法可参见表4-2。

表 4-1 常用尿液防腐剂及用途

类型	说 明	用 途
甲醛	每 0.1 L 尿加入 400g/L 甲醛 0.5 ml	用于管型、细胞检查;甲醛具有还原性,不适用于尿糖等化学成分检查
硼酸	每升尿加入约 10 g 硼酸	在 24 h 内可抑制细菌生长,可有尿酸盐沉淀;用于蛋白质、尿酸、皮质醇、雌激素等检查
甲苯	每 0.1 L 尿加入 0.5 ml 甲苯	用于尿糖、尿蛋白检查
盐酸	每升尿加入 10 ml 浓盐酸	用于钙、磷酸盐、草酸盐、肾上腺素等检查;不能用于尿常规检查
碳酸钠	24 h 尿中加入约 4 g 碳酸钠	用于卟啉、尿胆原检查;不能用于常规筛查
麝香草酚	每 0.1 L 尿加入 0.1 g 麝香草酚	用于有形成分检查

表 4-2 常见 24 h 尿检测项目保存方法

分析物	冷藏 2~8℃	冷冻 -24~-16℃	6 mol/L 盐酸	硼酸	醋酸
白蛋白(微量白蛋白)	✓	✓		✓	
乙醇	✓	✓			
醛固酮	✓	✓	✓	✓	
氨基酸	✓	✓		✓	
氨基乙酰丙酸		✓	✓		✓
淀粉酶	✓				
β_2-微球蛋白	✓	✓			
钙	✓	✓	✓		
儿茶酚胺	✓	✓	✓		✓
氯化物	✓	✓		✓	
枸橼酸盐		✓	✓	✓	
肾上腺皮质激素	✓	✓			✓
C-肽		✓			
肌酸	✓	✓	✓	✓	
肌酐	✓	✓	✓	✓	
胱氨酸		✓	✓		
脱氢表雄甾酮				✓	
电解质(钾、钠)	✓	✓	✓	✓	

（续表）

分析物	冷藏 2~8℃	冷冻 -24~-16℃	6 mol/L 盐酸	硼酸	醋酸
雌三醇	√				
雌激素（总）				√	√
卵泡刺激激素	√			√	
葡萄糖				√	
组胺		√	√		
高香草酸			√		√
17-羟皮质类固醇				√	√
羟脯氨酸		√	√	√	
5-羟吲哚乙酸	√		√	√	
免疫电泳	√	√			
17-生酮类固醇			√	√	√
17-酮类固醇			√	√	√
铅	√		√		√
镁	√		√		
3-甲氧基肾上腺素			√		√
3-甲氧4-羟苯乙二醇（MhPG）	√		√	√	
N-甲基咪唑乙酸					√
氮	√		√		
草酸盐	√		√		
磷酸盐（磷）	√	√			
卟啉	√	√			
总蛋白	√			√	
吡啶胶原交键物			√	√	
四氢化合物 S					√
尿素氮	√				
尿酸	√	√	√	√	
香草酰杏仁酸		√	√	√	√
黄嘌呤和次黄嘌呤		√			

注：有多种保存方法或防腐剂适用于该检测项目时，应选择危害性最小的方法。

6. 拒收标准

（1）尿量过少，不能满足检测需求。

（2）尿液被粪便、经血或白带污染。

（3）尿液放置于室温时间过长。

二、随机尿标本的采集

1. 随机尿的临床应用

随时留取的尿液标本，称为随机尿。这种标本新鲜易得，最适于门诊、急诊患者的尿液筛查。但其受影响因素较多，如患者摄入大量液体、用药和剧烈运动等都可直接影响尿液成分，易造成假阳性或假阴性结果，从而不能准确反映患者疾病情况。

2. 患者准备

患者处于安静状态，采集时保持外生殖器、尿道口及周围皮肤清洁。

3. 采集方法

针对不同类型的患者，使用不同的采集方法。

（1）自由活动者：领取一次性尿杯及尿管，弃去前段尿液，留取中间段尿液 10～50 ml 于尿杯中，在沿着尿杯引流口慢慢倒入尿管中，至 10 ml 刻度处。

（2）行动不便者：协助在床上使用干净的便盆或尿壶留取尿液，收集足量尿液于标本容器中。

（3）留置导尿者：于引流袋下方引流孔处打开橡胶塞收集尿液。

（4）昏迷或尿潴留者：必要时通过导尿术留取尿液。

4. 注意事项

（1）应避免阴道分泌物、经血或者粪便等污染尿液。

（2）在尿袋下方引流时先消毒引流孔处。

（3）小孩或者尿失禁者可用尿套或尿袋协助收集。

（4）物流运送时务必防止尿液产生过多的泡沫，以防引起细胞溶解。

5. 标本保存方法

同晨尿标本保存方法。

6. 拒收标准

（1）尿量过少，不能满足检测需求。

（2）尿液被精液、经血或白带等污染。

（3）尿液于室温放置时间过长。

三、计时尿液标本的采集

1. 计时尿的临床应用

计时尿是指在规定的时间段收集的尿标本，包括 24 h 尿、12 h 尿、3 h 尿、1 h 尿等。24 h 尿主要用于肌酐清除率试验、尿儿茶酚胺、尿生化、24 h 尿蛋白定量、尿微量白蛋白定量及尿皮质醇等检查；12 h 尿常用于细胞、管形等有形成分的计数，如尿爱迪计数（Addis 计数）等，因患者标本采集繁琐和有形成分长时间保存困难，现已少用，建议使用 3 h 尿或 1 h 尿。

2. 患者准备

准确收集足量尿液标本是保证检测结果准确的前提条件，因此患者要做好充分的心理准备；女性患者避免于经期收集尿液；患者或家属需准备一个不与尿液发生反应的惰性环保材料制成的一次性有盖容器，如矿泉水瓶或桶；容器的容量需与预估收集到的尿量匹配，比如收集 24 h 尿液的容器约需要 3 L；容器必须干燥、清洁、防渗防漏。

3. 采集方法

（1）24 h 尿：是指患者排空膀胱后连续收集 24 h 排出的全部尿液。例如，在开始采集标本的当天早晨 8:00，患者排尿并弃去，此时开始计时并留取尿液，将此后的全部尿液收集于准备好的容器内；次日晨 8:00，患者排最后一次尿并且收集于同一容器内；护士准确测量并记录总尿量；充分混匀后取适量标本（至少 30 ml）送检，余尿弃去。

（2）12 h 尿：患者正常饮食，20:00 排空尿液并弃去，于容器中加入 10 ml 甲醛作为防腐剂，再收集此后 12 h 内所有的尿液标本。

（3）3 h 尿：开始计时前患者应先排尿弃去，准确收集 3 h 的尿液于清洁、干燥的容器内。如留取 6:00～9:00 的尿标本，应于 6:00 时先排尿弃去，至 9:00 时收集所有尿液于干燥、清洁的有盖容器内；护士记录 3 h 的尿液总量。充分混匀所有尿液，取混匀后尿液至少 10 ml 送检。

（4）1 h 尿：开始计时前患者应先排尿弃去，准确收集 1 h 的尿液于清洁、干燥的容器内。如留取 8:00～9:00 的尿标本，应于 8:00 时先排尿弃去，至 9:00 时收集所有尿液于干燥、清洁的有盖容器内；护士记录 1 h 的尿液总量。充分混匀所有尿液，取混匀后尿液至少 10 ml 送检。

4. 注意事项

（1）严格遵守留取起始时间，确保计时内尿液全部收集。

（2）准确测量尿量并记录。

（3）避免污染，特别是儿童应注意粪便污染。

5. 标本保存方法

（1）收集计时尿过程中需放入 2～8 ℃环境中冷藏，收集完毕后及时送检。

（2）3 h 尿和 1 h 尿收集后立即室温送检。

（3）24 h 尿在收集的过程中可以加入合适的防腐剂，根据不同检测项目，其保存方法不同，常见 24 h 尿特殊检测项目保存方法参见表 4-2。

6. 拒收标准

（1）计时尿标本没有准确记录尿量。

（2）计时尿标本没有留取特定时间段内的全部尿液。

（3）送检尿量过少不能满足检测需求。

（4）尿液被污染。

四、尿三杯试验标本的采集

1. 尿三杯试验的临床应用

尿三杯试验是指患者一次性连续不间断排尿时,按前、中、后三段把尿液分别留在 3 个尿杯中。用于尿液有形成分的检查,以粗略判断泌尿系统血尿或者脓尿的来源,协助鉴别泌尿道出血或者炎症的部位。

2. 患者准备

保持外阴及尿道口清洁,患者膀胱中储存足够的尿液,需要连续不间断排尿。

3. 采集方法

患者取 3 个一次性尿杯及尿管,在尿杯及尿管上分别做上 1、2、3 的标识;将最初 10～20 ml 尿液留于第 1 杯中,中间尿液留在第 2 杯中,终末 5～10 ml 留在第 3 杯中;把 3 杯尿依次倒入 3 个尿管中。

4. 注意事项

尿杯及尿管提前做好标识,以防顺序错乱。

5. 标本保存方法

尿液留取后及时送检。

6. 拒收标准

（1）尿量过少,不能满足检测需求。

（2）三杯尿液标本顺序未做正确标识。

（3）尿液被污染。

五、其他尿液标本的采集

1. 导管尿、耻骨上穿刺尿

主要用于尿潴留或排尿困难时的尿液标本采集。

（1）导管尿标本的收集:由护士以无菌操作,从尿道口插入导尿管,导尿管内流出的尿液即导管尿标本,从导出的尿液中取一部分作为尿标本。导尿管留置时间延长易导致微生物的定植,进行尿培养时需要置入一个新的导管后再采集尿液进行培养。

（2）耻骨上穿刺抽取尿标本的收集:由临床医师或护师以无菌操作技术,行耻骨上膀胱穿刺,弃去初始的尿液,再吸出的尿液即耻骨上穿刺尿标本。主要用于尿潴留或排尿困难时的尿液标本采集。

2. 婴幼儿尿液标本的采集

（1）尿标本收集袋:不能自行留尿标本的婴幼儿,使用儿科和新生儿尿液标本收集袋作为儿科尿液收集容器,此收集袋上附有对皮肤过敏性低的胶条,一般不会对婴幼儿皮肤有刺激感。

（2）随机尿标本的收集：儿童随机尿标本，临床医护人员应按如下步骤操作。

① 分开儿童双腿。

② 保持耻骨会阴部清洁、干燥，无黏液、粉末、油和护肤品等物质的污染。

③ 使用儿科尿液收集装置，移去胶条表面的隔离纸。

④ 对于女性儿童，拉紧会阴部皮肤，将胶条紧压于外生殖器四周的皮肤上，固定收集袋于直肠与阴道之间的位置，避免来自肛门区域的污染；对于男性儿童，将收集袋套于阴茎上，将胶条压紧于会阴部皮肤上。

⑤ 确保胶条牢固地粘于皮肤，胶条的粘贴应无皱折。

⑥ 定时察看收集容器（如每隔 15 min）。

⑦ 从患者处取回收集的标本，注明标识。

⑧ 将标本从收集袋倒入收集容器，在容器上贴标签，记录收集时间，然后送往实验室检查。

⑨ 婴幼儿收集尿标本时，若使用了脱脂棉球，尿沉渣显微镜检查时应注意外源性污染的存在。

⑩ 年龄大的儿童可按成人的方法留取。

第四节　粪便标本的采集

粪便是食物在体内被消化、吸收营养成分后残余的产物。粪便检验在消化道疾病的诊断与鉴别诊断中有重要意义。粪便标本常用于常规检验、寄生虫检验、化学检验（隐血试验）和微生物学检验，粪便标本的采集正确与否直接影响检验结果的准确性，采集时根据不同的检验项目分别采取不同的采集方法。

一、成人粪便标本的采集

1. 患者准备

采集标本前按医嘱停用影响检验结果的药物和食物；如果做隐血的化学试验，试验前 3 d 应禁食肉类、动物血及某些蔬菜类食物，并禁止服用铁剂及维生素 C 等干扰检验的药物。

2. 粪便采集的操作步骤

（1）粪便常规检测标本的采集：患者持粪便专用采集管至卫生间留取新鲜粪便标本，用采集管内的小勺挑取 2～3 勺含异常成分（有黏液、脓、血的部分）的标本；无粪便排出而又必须检查时，可由医护人员经肛门指诊、开塞露或拭子拭取样品。一般用开塞露插入肛门 4～5 cm（幼儿 2～3 cm）处可刺激排便，但动作要轻柔。外观无异常的标本应从其表面、深处等多处取材送检，标本量 5 g（以成人拇指指腹大小为宜）。

（2）寄生虫检测标本的采集：肠内原虫滋养体检查，应于排便后取含脓血的稀软粪便，迅速送检，冬季需采取保温（35～37℃）措施；血吸虫毛蚴孵化应留新鲜粪便不少于 30 g；检查蛲虫卵需用透明胶带,在清晨排便前由肛门四周取标本,也可用棉签拭取,需立即送检;查寄生虫虫体及虫卵计数时,应收集 24 h 粪便。

(3) 粪便培养标本的采集:将自然排出的粪便标本约 2 g(绿豆大小)收集于清洁、干燥的无菌容器中,于 1 h 内送至实验室,如需培养志贺菌应于获取粪便 30 min 内送检,否则该细菌容易死亡;或者置于 Cary-Blair 保存运送系统中,于 24 h 内送检。若患者无法自主排便,可由医护人员使用直肠拭子采集粪便,方法是将无菌拭子插入肛门 2～4 cm,柔和地旋转拭子以采集粪便。一般不推荐使用拭子做腹泻病原菌的培养。若采集直肠拭子,应于 2 h 内送检或置于运送培养基内送检。

3. 注意事项

(1) 临床医护人员在提供容器的同时告知患者避免尿液或者其他污物污染;做微生物学检查应提供专用无菌有盖容器。

(2) 不得从被污染的尿壶或便盆中挑取标本,不得使用吸水性材质(如卫生纸)留取标本。

(3) 记录留取时间,留取后拧紧杯盖,防止溢出;使用物流系统传送粪便标本时应特别注意拧紧杯盖,放入密封袋,防止传输过程中污染传输筒或其他标本。

(4) 做粪便培养的标本,如无法在规定时间内运送至区域医学检验中心,建议根据检验目的接种至相应平板后,再选择合适方式运送至区域医学检验中心。

4. 标本保存方法

一般常规检查不超过 1 h 送检;用于寄生虫检查的标本,应根据不同检查目的,使用不同的采集方法及送检时间;用于粪便培养的标本,根据培养目的不同,使用不同的采集方法及送检时间。

5. 拒收标准

(1) 粪便量过少,不能满足检测需求。

(2) 粪便被尿液或其他污物污染。

(3) 粪便留取后未及时送检,放置时间过长。

二、婴幼儿粪便标本的采集

1. 患者准备

婴幼儿粪便采集由一般成人协助完成,准备事项与成人相同。

2. 粪便采集的操作步骤

(1) 粪便常规检测标本的采集:因为婴幼儿配合度低,收集粪便标本时较为困难。较小的婴儿可提前在臀部下方垫一块适当的保鲜膜或塑料纸,避免粪便直接拉到尿不湿上或地上;较大的幼儿可让其大便到干净的便盆或其他干净、防渗漏、防吸水的容器中。挑取 2～3 勺含异常成分(有黏液、脓、血的部分)的标本送检;外观无异常的标本应从其表面、深处等多处取材送检,标本量约 5 g(以成人拇指指腹大小为宜)。

(2) 寄生虫检测标本的采集:标本留取方法与成人相同。

(3) 粪便培养标本的采集:标本留取方法与成人相同。

3. 注意事项

（1）较小婴儿的粪便如拉在尿不湿上，一时又难以再次获取时，可立即将大便收集到容器里，及时送检并将这一情况告知检验人员（此标本可做让步标本处理）。

（2）其他注意事项与成人粪便采集注意事项相同。

4. 标本保存方法

一般常规检查1h送检；用于寄生虫检查的标本，应根据不同检查目的，使用不同的采集方法及送检时间；用于粪便培养的标本，根据培养目的的不同，使用不同的采集方法及送检时间。

5. 拒收标准

（1）粪便量过少，不能满足检测需求。

（2）粪便被尿液或其他污物污染。

（3）粪便留取后未及时送检，放置时间过长。

（张　琼　杜玉珍）

第五章　浆膜腔积液标本的采集

正常情况下,人体浆膜腔内含少量起润滑作用的液体,而病理情况下,浆膜腔内因大量液体滞留而形成浆膜腔积液。浆膜腔积液检验主要包括理学检查、化学检验和有形成分分析,在漏出液和渗出液、癌性和非癌性积液、结核性和非结核性积液的鉴别诊断及寻找致病原因等方面具有重要意义。

浆膜腔积液的采集由临床医师穿刺采集,如胸腔穿刺术、腹腔穿刺术、心包腔穿刺术等。所有穿刺术必须严格无菌操作,采集标本量视检验项目的目的而定。检验中心应与临床共同制订标本采集和处理的标准操作程序,并向临床提供正确的标本采集容器和抗凝剂(必要时),采集和分管要求参见表5-1。

表5-1　浆膜腔积液标本采集要求

检测项目	抗凝剂的使用	推荐标本采集量(ml)
微生物学检查(革兰氏染色涂片检查、细菌培养)	不使用抗凝剂、多聚茴香脑磺酸钠、无灭菌或抑菌作用的抗凝剂	8~10
微生物学检查(抗酸杆菌培养)	不使用抗凝剂、多聚茴香脑磺酸钠、无灭菌或抑菌作用的抗凝剂	15~50
化学检查(总蛋白、乳酸脱氢酶、葡萄糖、淀粉酶)	肝素或不使用抗凝剂	8~10
免疫学检查	不使用抗凝剂	8~10
细胞学检查(细胞计数和分类计数)	乙二胺四乙酸(EDTA)	5~8
细胞病理学检查	肝素或不使用抗凝剂	5~50
理学检查(观察有无凝固现象等)	不使用抗凝剂	5~8

第一节　胸腔积液标本的采集

人体正常胸膜腔内存在 5～15 ml 胸腔积液,除起润滑作用外,呼吸时利于肺部进行扩张运动。导致胸腔积液增多的病因较多,除可进行 CT 或彩超检查胸腔积液外,还可通过实验室检查进行病因分析和诊断,实验室检查包括常规及细胞学、生物化学、免疫学、微生物学、分子学等检查。临床医师可根据患者病情需要选择合适的实验室检查,进行疾病的诊断。

一、基本要求

1. 送检指征

患者听诊、影像学检查发现胸腔积液,胸腔穿刺后发现胸腔积液浑浊、乳糜性、血性或脓性,考虑为感染性胸腔积液,如肺结核、肺炎、胸膜炎,应送检患者胸腔积液进行涂片染色、细菌培养等微生物学检测。

2. 采集时间

于抗菌药物应用之前采集最佳。

二、采集容器

根据标本采集要求准备无菌注射器、无菌容器、培养皿等,并将有患者信息的条形码贴于标本容器上。采集标本时再次核对患者信息。

三、患者准备

患者应尽量放松心情,配合临床医师工作;嘱患者取坐位,两前臂置于椅背上,前额伏于前臂上;不能起床者可取半卧位,前臂上举抱于枕部。

四、标本采集

1. 采集部位

在胸部叩诊实音最明显的部位,一般取肩胛线或腋后线第 7 至第 8 肋间,有时也可取腋中线第 6 至第 7 肋间或腋前线第 5 肋间。

2. 采集方法

(1)患者取坐位,两前臂置于椅背上,前额伏于前臂上;不能起床者取半卧位,前臂上举抱于枕部。

(2)医护常规消毒,拿无菌手套,覆盖无菌手术洞巾。

(3)用 2% 利多卡因在下一肋骨上缘的穿刺点自皮肤至胸膜壁层进行局部浸润麻醉。

（4）施术者以左手示指和中指固定穿刺部位皮肤，右手将穿刺针在麻醉处缓缓刺入，当针锋抵挡感突然消失时，进行抽液。如用较粗的长穿刺针代替胸腔穿刺针时，先将针座后连续的橡皮管用血管钳夹住，然后进行穿刺，进入胸腔后再接上注射器，松开止血钳，抽吸液体，抽满后再次夹住橡皮管，取下注射器，将液体注入弯盘，计量及送检，做培养时应用无菌操作方法留取标本。

（5）抽液结束后拔出穿刺针，穿刺点覆盖无菌纱布，稍用力压迫片刻，止血后用胶布固定，嘱咐患者静卧。

（6）标本最好留取中段积液分别收集于 3 个无菌试管中，每管 2 ml，第 1 管做细菌学检查，第 2 管做化学或免疫学检查，第 3 管做细胞计数；厌氧菌培养留取 1 ml，结核杆菌检查留取 10 ml。3 个管的顺序不能颠倒。

（7）采集的积液应尽量避免凝固或混入血液。

（8）采集完成后立即使用书面或电子记录的方式，正确记录浆膜腔积液标本采集时间，并尽快送检。

五、保存和运送

标本采集后应立即送检，通常室温下应于 15 min 内送达实验室，若不能及时送检，不可冷藏。应该使用 10% 乙醇固定后放 2～4℃ 保存，不宜超过 2 h。因标本采集较难，整个送检过程中应注意标本安全。微生物学检验标本不应置于冰箱内，以免细菌死亡而使培养结果假阴性。

六、注意事项

（1）手术前向患者说明穿刺目的，消除顾虑。

（2）标本采集前应核对姓名和检验项目，明确标本要求。

（3）术中密切观察患者反应，如有头晕、面色苍白、出汗、心悸、胸部压迫感等反应，或出现连续性咳嗽、气促等现象，应立即停止抽液，并进行对症处理。

（4）一次抽液不应过多，诊断用抽液 50～100 ml 即可；减压目的抽液，首次不超过 600 ml，以后每次不超过 1 000 ml；如为脓胸，则每次尽量抽尽。

（5）严格无菌操作，操作中防止空气进入胸腔，始终监测胸腔血压。

（6）收集标本后，为防止细胞变性出现凝固或细菌破坏溶解等，必须立即送检。

七、接收和拒收标准

1. 标本接收

实验室收到标本后，应尽快接收并评估和记录标本质量（如采集时间、标本量、转运时间和条件、申请单信息和标识等）。

2. 拒收标准

（1）标本容器标识错误或无标识；标本外漏、容器破损或明显受到污染。

（2）未能及时送检并超过 2 h 的标本，已经凝固的标本经评估后应为拒收。

第二节　腹水标本的采集

正常情况下腹腔内有少量的液体来发挥其正常生理作用，当腹腔内液体量产生过多，造成潴留时称之为腹水。当腹膜被细菌、病毒、肿瘤、结核等感染时，就可能出现腹水；此外腹腔内脏器病变也可能产生腹水。引起腹水的原因常见于肝脏方面的疾病。实验室检查包括常规及细胞学、生物化学、免疫学、微生物学、分子学等检查。临床医师可根据患者病情需要选择合适的实验室检查，进行疾病的鉴别诊断。

一、基本要求

1. 送检指征

出现但不局限于发热，腹胀，腹部疼痛、压痛、反跳痛，并经影像学检查发现腹腔内有积液者。

2. 采集时间

抗菌药物应用之前采集最佳。

二、采集容器

根据标本采集要求准备无菌注射器、无菌容器、培养皿等，并将有患者信息的条形码贴于标本容器上。标本采集时再次核对患者信息。

三、患者准备

术前须排尿以防穿刺损伤膀胱；取坐位靠在背椅上，衰弱者可取半卧位、平卧位或侧卧位。

四、标本采集

1. 采集部位

（1）左下腹脐与髂前上棘连线的中、外 1/3 交点。

（2）脐与耻骨联合连线中点上方 1.0 cm，偏左或偏右 1.5 cm 处。

（3）侧卧位，在脐水平线与腋中线之延长线相交处常用于诊断性穿刺。

（4）少量积液，尤其有包裹性分隔时，须在 B 超指导下定位穿刺。

2. 采集方法

（1）自皮肤至壁腹膜以 2% 利多卡因做局部麻醉。

（2）施术者（医师）左手固定穿刺皮肤，右手持穿刺针经麻醉处垂直刺入腹壁，待针尖抵挡感突然消失时，提示针尖已穿过壁腹膜，即可抽取腹水，采样后计量并送检。

（3）诊断性穿刺，可直接用 20 ml 或 50 ml 注射器及适当针头进行；减压放液时，可用 8 号或 9 号针，并于针座处接一橡皮管接容器。若留取标本送检，做培养时应用无菌操作法留取标本。

（4）放液后拔出穿刺针，覆盖消毒纱布，以手指压迫穿刺点数分钟，再用胶布固定。

（5）减压性大量放液后，需束以多头腹带，以防腹压骤降、内脏血管扩张引起血压下降或休克。

（6）标本一般分 4 管留取，第 1 管供微生物学检查，必须置于无菌试管中；第 2 管供化学及免疫学检查；第 3 管供细胞学检查；第 4 管不加任何抗凝剂以观察有无凝固现象。

五、保存和运送

标本采集后应立即送检，通常室温下应于 15 min 内送达实验室，若不能及时送检，不可冷藏。可使用 10% 乙醇固定后放 2~4℃ 保存，不宜超过 2 h。因腹水标本采集较难，整个送检过程中应注意标本安全。腹水标本用于微生物学检验项目时，不应置于冰箱内，以免细菌死亡而使培养结果阴性。

六、注意事项

（1）手术前向患者说明穿刺目的，消除顾虑。

（2）标本采集前应核对姓名和检验项目，明确标本要求。

（3）术中密切观察患者反应，如有头晕、面色苍白、出汗、心悸、胸部压迫感等反应，或出现连续性咳嗽、气促等现象，应立即停止抽液，并做适当处理。

（4）放液不宜过快、过多。肝硬化患者一次放液一般不超过 3 000 ml，过多放液可诱发肝性脑病和电解质紊乱。

（5）放腹水时若流出不畅，可将穿刺针稍做移动或稍变换体位。

（6）放液前、后均应测量腹围、脉搏、血压，检查腹部体征，以观病情变化。

（7）术后嘱咐患者平卧，并使穿刺针孔位于上方，以免腹水漏出。

（8）有肝性脑病先兆、结核性腹膜炎粘连包块、包虫病及卵巢囊肿者禁忌穿刺。

（9）收集标本后，为防止细胞变性出现凝固或细菌破坏溶解等，必须立即送检。

七、接收和拒收标准

1. 标本接收

实验室收到标本后，应尽快接收并评估和记录标本质量（如采集时间、标本量、转运时间和条件、申请单信息和标识等）。

2. 拒收标准

（1）标本容器标识错误或无标识。

（2）标本外漏、容器破损或明显受到污染。

（3）标本量少，或凝固。

（4）送检延迟，未按规定保存。

以上经评估后，为不合格标本，应拒收并尽快告知申请医师。

第三节　心包腔积液标本的采集

正常情况下每个人存在少量心包积液，当心脏跳动的时候，可减少壁层和脏层之间的摩擦，起到一定的润滑作用。当心包腔积液多于 100 ml 时，则处于病理性的状态。导致心包积液产生的原因很多，包括疾病因素、外伤因素及其他因素。相关疾病包括特发性心包炎、肿瘤、感染、系统性红斑狼疮、甲状腺功能减退等。临床医师可通过选择合适的实验室检测，用于疾病的判断。

一、基本要求

1. 送检指征

出现但不局限于感染症状，并经影像学检查发现心包腔内有积液者。

2. 采集时间

于抗菌药物应用之前采集最佳。

二、采集容器

根据标本采集要求准备无菌注射器、无菌容器、培养皿等，并将有患者信息的条形码，贴于标本容器上。标本采集时再次核对患者信息。

三、患者准备

患者需放松心情，配合医师的工作。患者呈半卧位，减少损伤心肌的风险。

四、标本采集

1. 采集部位

（1）心尖途径：于胸骨左缘第 5 肋间、心浊音界内侧 1～2 cm 的部位进针，沿肋骨上缘向背部并向内指向脊柱正中线进入心包腔。注意避开肋骨下缘，以免损伤肋间动脉。

（2）剑突下途径：于剑突与左肋缘夹角处进针，最好在肋下缘 1.5 cm 处，穿刺针指向左肩并与皮肤成 30°～40°角（即向上、向后稍向左），进入心包腔后下部。因进针途径在胸膜腔外，且能避开心脏表面大的冠状动脉和乳内动脉，是较佳途径。

（3）超声定位穿刺：沿超声确定的部位、方向及深度进针。

（4）其他途径：如胸骨左缘、胸骨右缘径路。

2. 采集方法

（1）在持续心电图监测下进行，术中监测心率、心律和血压。

（2）局部麻醉：严格无菌操作，穿刺部位进行常规消毒、铺手术洞巾；在穿刺点，自皮肤开始至心包壁层做局麻。

（3）穿刺：将连于穿刺针的橡胶皮管夹闭，穿刺针在局麻后的选定部位缓慢进针。待针锋抵抗感突然消失时，提示穿刺针已进入心包腔内，当感到心脏搏动撞击针尖时，应稍许退针，以免划伤心脏，同时固定针体；若达到取样深度，仍无液体流出时，可退针至皮下，略改变穿刺方向后再次尝试。

（4）进入心包腔后，穿刺手术的助手将注射器接于橡皮管上，放开钳夹处，缓慢抽液。当针管吸满后，取下针管前，应先用止血钳夹闭橡皮管，以防空气进入。记录抽液量，留取心包腔标本送检。

（5）心包积液抽取完毕后，拔出针头或套管，覆盖消毒纱布，压迫穿刺点数分钟后，并用胶布固定。心包腔积液标本最好留取中段积液，然后分别收集于 3 个无菌试管中，每管留取 2 ml，按照顺序，第 1 管做细菌学检查，第 2 管做临床化学或免疫学检查，第 3 管做细胞计数；厌氧菌培养留取 1 ml，结核杆菌检查留取 10 ml；3 个管的顺序不能颠倒。

五、保存与运送

标本采集后，应立即送检，不得超过 2 h；微生物学检验标本不应置于冰箱内，以免细菌死亡而使培养结果成假阴性。

六、注意事项

（1）采集心包腔积液前应向患者说明穿刺目的，消除顾虑。

（2）采集标本前应核对姓名和检验项目，明确标本采集要求。

（3）术中密切观察患者反应，如有头晕、面色苍白、出汗、心悸、胸部压迫感等反应，或出现连续性咳嗽、气促等现象，应立即停止抽液，并进行对症处理；穿刺过程中如出现期前收缩（早搏），则提示可能碰到心肌，要及时外撤穿刺针。

（4）抽液速度要慢，首次抽液量一般不宜过大。

（5）采集标本后须立即送检，防止细胞变性出现凝固或细菌破坏溶解等。

七、接收和拒收标准

（1）采集心包腔积液标本后应及时送检，超过 2 h 的心包腔积液标本应拒收。

（2）已经凝固的标本，应拒收。

第四节　关节腔积液标本的采集

关节腔内液体增多形成的关节腔积液,有可能是血液,也有可能是局部的滑膜渗出导致的炎性渗出液。临床医师可选择合适的实验室检查,用于疾病的鉴别诊断。常见导致关节腔积液增多的疾病,有感染性关节炎、类风湿性关节炎、骨关节炎、痛风、滑膜炎、外伤等。

一、基本要求

1. 送检指征

影像学发现关节腔积液,伴有关节肿胀、疼痛,活动受限,病因不明。治疗无效,怀疑感染性关节炎者应送检。

2. 采集时间

于抗菌药物应用之前采集最佳。

二、采集容器

根据标本采集要求准备无菌注射器、无菌容器、培养皿等,并将有患者信息的条形码,贴于标本容器上。标本采集时再次核对患者信息。

三、患者准备

术前给予穿刺处皮肤清洁处理并备皮。

四、标本采集

1. 采集部位

1) 腕关节

关节中性位,从腕背部的桡骨茎突远侧向尺侧刺入,或在桡骨、月状骨和舟状骨形成"T"型小窝处,以朝向头侧成60°角刺入关节。

2) 肘关节

肘关节屈曲90°角,从肘外侧肱桡骨关节垂直进针,寻找肱桡关节间隙,可通过旋转患者前臂,触摸患者肘部后外侧而确定位置。或从后侧肱尺关节垂直进入。

3) 肩关节

患者取坐位,肩关节外旋位。

(1) 前侧穿刺:在喙突外下约1.5 cm处向外侧倾斜约30°角刺入。

(2) 外侧刺入:由肩峰与肩胛冈交界处侧向内刺入。

4）踝关节

仰卧位,关节功能位。

（1）前侧穿刺：于踝关节前,避开伸趾肌腱及足背动脉的任何间隙均可穿刺。

（2）外侧穿刺：于外踝与趾长伸肌腱之间的凹陷中刺入关节腔。

5）膝关节

患者仰卧位。

（1）关节伸直位,从髌骨上端外上方或内上方,斜向髌骨关节中心刺入关节腔。

（2）关节微屈位,从髌骨下方的髌韧带内侧或外侧关节间隙刺入。

（3）如果滑液量多,可在突出的髌上囊处穿刺。

6）髋关节

（1）前入路：常用穿刺途径,取患者平卧位,下肢伸直或外旋位,于腹股沟韧带与股动脉交点的外下方 2.5～4 cm 垂直向后穿刺；或自髂前下棘 2～3 cm、股动脉搏动外侧 2～3 cm,与皮肤呈 60°角,向后内侧方向刺入关节腔。

（2）外侧入路：取患者平卧位,髋关节内旋,自股骨大粗隆前下方向内上方沿股骨颈刺入关节腔。

2. 采集方法

（1）常规消毒,戴无菌手套,覆盖无菌手术洞巾。

（2）用 2%利多卡因在穿刺点局部皮肤及皮下组织麻醉,麻药不要打入关节腔,以免影响滑液检查结果。

（3）穿刺时,一只手的手指可指向穿刺点旁 1～2 cm 处皮肤,并使皮肤稍微紧绷,以支持及固定穿刺针筒,利于准确进入关节腔。穿刺顺利时可感觉到关节腔突破感,如不顺利或有骨性阻挡,可改变穿刺点。

（4）标本一般分 3 管留取,第 1 管应使用无抗凝剂试管,宜采集 4～5 ml,并观察是否凝固,离心取上清液做化学和免疫学检查（如葡萄糖、白蛋白和脂类、类风湿因子和补体测定等）；第 2 管应使用肝素钠（25 U/ml）或 EDTA 溶液抗凝,用于细胞计数、分类计数和结晶鉴定时宜采集 1～3 ml,如同时做细胞病理学检查,宜采集 4～5 ml,但使用肝素锂、草酸盐或 EDTA 粉末抗凝,可能影响结晶检查结果；第 3 管应使用肝素（25 U/ml）抗凝,也可以采用多聚茴香脑磺酸钠（SPS）抗凝剂或无抗凝剂试管,宜采集 4～5 ml,用于微生物学检查。

（5）抽液结束后拔出穿刺针,覆盖无菌纱布,稍用力压迫穿刺点片刻,用胶布固定后嘱咐患者静卧。

（6）采集的积液应尽量避免凝固或混入血液。

五、保存和运送

（1）标本采集后应立即送检,如需保存,必须离心去除细胞后再保存,因为细胞内酶会释放改变滑膜液的成分;于 2～4℃ 环境下可保存数天;用于体外补体或酶的指标检测时,可将标本置于 −80℃ 冰箱保存。

（2）微生物学检验标本不应冷藏,以免细菌死亡而使培养结果呈假阴性。

六、注意事项

（1）手术前向患者说明穿刺目的,消除顾虑。

（2）标本采集前应核对姓名和检验项目,明确标本要求。

（3）术中密切观察患者反应,如有头晕、面色苍白、出汗、心悸等反应,或出现连续性咳嗽、气促等现象,应立即停止抽液,并进行其他对症处理。

（4）选择避开血管、神经、肌腱等重要结构,并易于进入关节腔的部位。

（5）严格无菌操作,避免关节感染。

（6）收集标本后,为防止细胞变性出现凝固或细菌破坏溶解等,必须立即送检。

七、接收和拒收标准

1. 标本接收

检验中心收到标本后,应尽快接收并评估和记录标本质量（如采集时间、标本量、转运时间和条件、申请单信息和标识等）。

2. 拒收标准

未能及时送检超过 2 h 的标本,已经凝固的标本。

（王　瑛　满秋红）

第六章　其他体液标本的采集

痰液、分泌物、精液、前列腺液、脑脊液、骨髓液等标本是日常临床检验常见标本类型,这些体液标本的检验为临床诊断、疗效观察和预后评估提供了依据。本章节着重阐述如何规范化采集以上体液标本。

第一节　痰液标本的采集

痰液是气管、支气管和肺泡所产生的分泌物。痰液检验主要用于辅助诊断呼吸系统疾病、观察疗效和判断预后等。痰液标本采集方法因检验目的不同而异,常用自然咳痰法。

一、采集物品的准备

痰液收集容器(一次性干燥、清洁、无吸水性带盖广口容器)应贴好个人信息标识,并要求患者核对姓名;不能使用未经洗涤的药瓶或试剂器皿;不能将个人信息标识污染或撕除。

二、患者准备

痰液收集前,医护人员应向患者提供口头和书面的指导说明,同时提供有盖的痰液收集容器,收集新鲜痰液前勿提前开盖,避免污染。痰液检查应收集新鲜痰液,患者起床后刷牙,留取标本前先漱口(可用 3% H_2O_2 或清水漱口)。

三、标本采集

1. 患者自己收集的痰液标本(自然咳痰法)

(1)痰液一般检查:请患者用清水漱口,戴假牙的患者应先摘掉假牙。采集新鲜痰液,以清晨第一口痰为宜。用力咳出深部的痰 1～2 口,盛于带盖广口容器内,将容器盖拧紧,做好信息标记。勿混入唾液、鼻咽分泌物和漱口水,及时送检。适用于常规检验、一般细菌检验、结核菌检查。

(2)痰液细胞学检查:清晨第一口痰在呼吸道停留时间过久,细胞可发生自溶破坏及变性而导致结构不清,故应采集上午 9:00～10:00 深咳痰液及时送检。如查癌细胞,容器内应放 10%甲醛溶液或 95%乙醇溶液固定。

2. 需要医护人员协助采集的痰液标本

(1) 幼儿痰液标本采集困难时,医护人员可用消毒棉拭子刺激喉部引起咳嗽反射,用棉拭子采取标本。

(2) 对无痰或少痰患者可用经 45℃加温的 100 g/L 氯化钠水溶液雾化吸入,促使痰液咳出;对小儿可轻压胸骨柄上方,诱导咳痰;昏迷患者可清洁口腔后用负压吸引法吸取痰液。

四、标本保存和运送

(1) 痰液标本收集后应及时送检,不能及时送检,可暂时将标本放入 4℃冰箱冷藏保存,但不宜超过 24 h。

(2) 观察每日痰液排出量和分层时,须将痰放入广口容器内,可加少量苯酚防腐。

五、注意事项

(1) 痰液标本应为气管深处或肺部咳出的真正呼吸道分泌物,切忌简单地将口水当成痰液送检。

(2) 采集痰液标本时,不能混入唾液、鼻分泌物、食物和漱口水。

(3) 不能用吸水容器留取痰液,所用容器须加盖,避免污染到容器外。

六、拒收标准

(1) 送检的痰液标本已干涸。

(2) 采集后未能及时送检的痰液标本,因为放置时间过长导致细胞溶解破坏。

(3) 标本容器条形码信息脱落、看不清,或条形码信息与医师的申请信息不一致。

第二节　阴道/宫颈分泌物标本的采集

阴道分泌物检验包括理学检验、化学检验、有形成分分析等,是妇科常规检查项目,同时也是女性生殖系统炎症、肿瘤等疾病的临床诊断重要依据。阴道分泌物标本的采集由临床医师采集,检验中心应与临床共同制订标本采集和处理的标准操作程序。

一、采集物品的准备

一次性灭菌女性拭子和生理盐水试管(瓶)。

二、标本采集部位

根据检查目的,采集不同部位的标本。细菌性阴道炎检查时应采集阴道侧壁分泌物,阴道炎检查时应采集后穹隆分泌物,衣原体/支原体检查应采集宫颈口或尿道口分泌物。

三、患者准备

嘱患者采样前停用干扰检查的药物,采集前 24 h 内应禁止房事、盆浴、局部用药和阴道灌洗等。

四、标本采集

1. 患者识别

(1) 查对检验申请单、姓名,采样容器标识。

(2) 向受检者解释操作目的、注意事项,使患者知情同意,以取得合作。

2. 标本采集

1) 阴道分泌物标本采集

(1) 嘱患者躺在诊疗床上,身体放松。

(2) 临床医师用窥阴器扩张术者阴道,先用拭子清除阴道表面分泌物,弃拭子,用一次性灭菌女性拭子取样。

(3) 采用棉拭子蘸取无菌生理盐水自阴道后穹隆、子宫颈或阴道壁等多部位取材。采样后,立即将拭子放入无菌生理盐水试管(瓶)中,盖紧盖子。

(4) 采集完成后,立即使用书面或电子记录的方式,正确记录标本采集时间,并立即送检。

2) 宫颈分泌物标本采集

(1) 利用窥阴器或阴道扩张器撑开阴道,暴露出宫颈。

(2) 用棉拭子将宫颈口及外宫颈部的分泌物擦去,将宫颈刷插入到宫颈口,顺时针旋转 3～5 周(图 6-1A);取出宫颈刷,将其刷头插入到保存液管底,使刷头完全浸入保存液中,沿刷柄折痕处折断刷柄(图 6-1B);旋紧管盖(图 6-1C)。

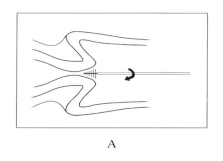
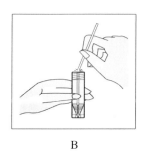
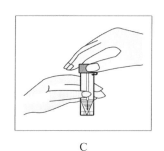

A   B   C

图 6-1 宫颈分泌物标本采样示意图

五、标本保存和运送

（1）阴道分泌物标本采集后，在室温下立即送检。如需检查滴虫，应注意保暖。

（2）宫颈分泌物标本，室温条件下 2 h 内送检。

六、注意事项

（1）月经期间不宜进行阴道分泌物检验。

（2）标本采集容器和器材应清洁干燥，不含任何化学药品或润滑剂。采集用于微生物学检查的标本，应无菌操作，标本采集后要防止污染。

（3）宫颈刷的刷头既要保证充分插入到宫颈口，但又不能插入太深，以刷头最外层的刷毛能接触到外宫颈为最佳。

（4）在转移宫颈刷的整个过程中，其刷头部位不要碰到保存液管外壁，以及其他任何物品。

七、拒收标准

（1）标本采集后，放置时间过长未能及时送检将导致细胞溶解。

（2）要求查找滴虫的标本在送检过程中未采取保温措施。

（3）标本容器条形码信息脱落、看不清或条形码信息与医师的申请信息不一致。

第三节　精液标本的采集

精液是男性生殖器官和附属性腺分泌的液体，主要由精子和精浆组成。精液检验包括理学检查、化学检验、有形成分分析等，为男性生殖系统疾病的诊断、预后评估以及男性生育能力的评价提供依据。精液标本一般由患者自行采样，检验中心或临床医师应向患者提供精液标本采集说明和有关注意事项的指导。

一、采集物品的准备

（1）医务人员交给患者的精液收集容器应贴有标签，并要求患者核对姓名。

（2）收集容器为清洁干燥、对精子无毒性、带盖的广口玻璃或塑料容器。

（3）进行微生物培养的标本容器应保持无菌。

二、患者准备

（1）告知患者在采集精液标本前必须禁欲。25 岁以下禁欲 3 天，25～35 岁禁欲 5 天，35～45 岁禁欲 7 天。

（2）如怀疑精子形成低下时可禁欲7天后再采集标本。

（3）如需多次采集标本，每次禁欲时间均应尽可能一致。3个月内至少应检查2次，2次间隔时间应大于7天，但不超过3周。

三、标本采集

（1）患者留取标本前要洗手，以及实施其他必要的清洁措施。

（2）采集精液方法：最为理想的方法是手淫法，患者可以在一个安静的房间里由本人手淫将精液射入收集容器内，要收集全部精液于容器中，并将容器盖盖紧。

（3）标本采集后应记录采集方法、采集时间、标本完整性及禁欲时间等信息，并在30 min内保温条件下立即送检。

四、精液标本采集说明和记录单

精液标本采集说明和记录单参见图6-2。

×××医院

精液标本采集说明和记录单（患者用）

（1）向检验中心或临床医师索取精液收集容器。

（2）由患者自行采样。

（3）采集精液标本前必须禁欲：25岁以下禁3 d，25～35岁禁5 d，35～45岁禁7 d。

（4）患者留取标本前要洗手，以及实施其他必要的清洁措施（遵医嘱）。

（5）患者可以在一个安静的房间里由本人手淫将精液射入精液收集容器内，要收集全部精液于容器中，并将容器盖盖紧。

（6）采集完后，填写下方信息，在30 min内，20～37℃条件下（低于20℃时，需保温），立即送检（将此记录单和标本一同送到医院检验中心标本接收窗口，交给检验中心工作人员）。

  患者姓名：＿＿＿＿＿＿ 年龄：＿＿＿＿＿＿

  条形码号：（粘贴条形码）

  禁欲时间：□3天；□5天；□7天；□7天以上

  采集方法：□自慰法；□其他

  采集时间：＿＿年＿＿月＿＿日＿＿时＿＿分

  标本完整性：□全部；□有遗漏

图6-2 精液标本采集说明和记录单（式样）

五、注意事项

（1）采集精液标本前必须禁欲。

（2）标本采集容器和器材应清洁干燥，不含任何化学药品或润滑剂，不能将标本采集于避孕套中。

（3）标本收集后应及时保温送检。

第四节　前列腺液标本的采集

前列腺液检验为临床常用检查项目之一，主要包括理学检验和有形成分分析，方法简便易行，有助于前列腺炎症、肿瘤等疾病的辅助诊断与预后评估。前列腺液标本的采集由临床医师行前列腺按摩术采集，检验中心应与临床共同制订标本采集和处理的标准操作程序。

一、采集物品的准备

洁净玻片或无菌试管。

二、患者准备

患者检查前 3 天应禁止性生活，检查前先排尿，如做细菌培养时，应先清洗尿道口，用无菌试管收集前列腺液。

三、标本采集

1. 患者识别和知情

（1）查对检验申请单、姓名，试管及无菌管标识。

（2）向受检者解释操作目的、注意事项，必要时，患者签署知情同意书，以取得合作。

（3）确认患者采集标本前已禁欲 3 天（医务人员需提前告知患者）。

2. 按摩及采样

（1）施术者（医师）右手示指戴指套（也可用乳胶手套代替），外涂少量凡士林或液状石蜡。

（2）先在肛门周围按摩，然后将食指慢慢置入肛门，到达直肠，指腹向下，在距肛缘 4～5 cm 处可扪及前列腺，用手指沿外上方向内下方按摩两侧叶各 3～4 次，再沿中央沟从上向下依次按压 3～4 次，此时患者会有排尿感，并有乳白色液体从尿道内流出，此即前列腺液。

（3）流出的前列腺液第一滴弃去，用玻璃片收集剩余前列腺液，加盖盖玻片，送检进行显微镜检查；也可用无菌试管收集，做前列腺液细菌培养。

（4）采集完成后立即使用书面或电子记录的方式，正确记录标本采集时间，并立即送检。

四、标本保存和运送

无其他特殊处理，立即送检，避免前列腺标本干涸。

五、注意事项

（1）按摩时用力要均匀适当，并按一定方向进行，避免因反复强力按压造成不必要的损伤。

（2）前列腺液是通过按摩前列腺获得的，在已经确诊或高度怀疑前列腺存在急性炎症、结核或肿瘤时，禁止做前列腺按摩，以免引起病灶的播散。

（3）前列腺液标本检查时应在前 3 天避免性生活，否则会因排精或性兴奋，导致前列腺液中白细胞增多超过 20 个/高倍视野，但禁欲 7 天以上也可以导致白细胞增多。因此，前列腺液检查应在排精后 3～5 天进行为宜。

（4）正常青年男性经前列腺按摩一次可采集数滴至 1 ml。前列腺炎时可增多或减少，甚至没有。按摩时用力过重可导致前列腺液呈弱酸性，pH 值在 6.3～6.5，超过 50 岁时酸碱度稍偏高。混有精囊液较多时，pH 值可增高。老年人前列腺液中可见前列腺颗粒细胞、淀粉样小体增多，通常无临床意义。

（5）由于按摩时精囊受到挤压，故可见前列腺液中伴有精子。

（6）有明显临床指征者，如一次按摩失败或者检查结果阴性，可隔 3～5 天重新采集。

六、拒收标准

（1）已干涸的标本。

（2）标本容器条形码信息脱落、看不清或条形码信息与医师的申请信息不一致。

第五节　脑脊液标本的采集

脑脊液检验主要包括脑脊液理学、化学、有形成分及病原学等检查，中枢神经系统任何部位发生感染、肿瘤、外伤等均可引起脑脊液性状和成分发生改变，从而为中枢神经系统疾病的诊断和治疗提供依据。脑脊液标本主要由临床医师采集，检验中心应与临床共同讨论并制订脑脊液标本采集和处理的标准操作程序。

一、基本要求

1. 送检指征

临床出现不明原因的头痛、发热、脑膜刺激征（颈项强直、克尼格征、布鲁氏征阳性）、脑神经病理征象、脑积水、脑性低钠血症等症状，怀疑中枢神经系统感染时应送检脑脊液标本培养，并同时送检血培养标本。

2. 采集时间

抗菌药物应用之前采集最佳。

3. 采集容器准备和患者信息确认

根据标本采集要求准备无菌注射器、无菌容器、培养皿等,并将有患者信息的条形码,贴于标本容器上。标本采集时再次核对患者信息。

4. 标本采集量

(1) 一般 5～10 ml。

(2) 各检测或培养项目最少标本量要求:细菌≥1 ml,真菌≥2 ml,分枝杆菌≥5 ml,病毒≥2 ml。

二、患者准备

1. 患者的识别和知情

(1) 查对检验申请单、姓名,试管及无菌管标识。

(2) 向患者解释操作目的、注意事项,患者签署知情同意书,以取得合作。

2. 患者准备

患者应了解腰椎穿刺术的注意事项,通常取弯腰侧卧位,嘱患者侧卧于硬板床,背部与床面垂直,头向前胸部屈曲,两手抱膝紧贴腹部,使躯干呈弓形,脊柱尽量后凸以增宽脊椎间隙。或由助手在施术者对面用一手抱住患者头部,另一手挽住患者双下肢腘窝处并用力抱紧,使脊柱尽量后凸以增宽椎间隙,便于进针。

三、标本采集

1. 采集方法

(1) 确定穿刺点:以髂后上棘连线与后正中线的交点为穿刺点,一般取第 3 至第 4 腰椎棘突间隙,有时也可在上一或下一腰椎间隙进行。

(2) 局部麻醉:常规消毒皮肤后,戴无菌手套,覆盖无菌手术洞巾,用 2% 利多卡因自皮肤到椎间韧带做局部麻醉。

(3) 穿刺:施术者(医师)用左手固定穿刺皮肤,右手持穿刺针以垂直背部方向缓缓刺入,针尖稍斜向头部,成人进针深度 4～6 cm,儿童进针深度 2～4 cm。当针头穿过韧带与硬脑膜时,可感到阻力突然消失有落空感,此时可将针芯慢慢抽出(以防脑脊液迅速流出,造成脑疝),即可见脑脊液流出。

(4) 梗阻试验:在放液前先接上测压管测量压力,正常侧卧位脑脊液压力为 0.694～1.764 kPa 或 40～50 滴/分。若欲了解蛛网膜下腔有无阻塞,可做奎肯施泰特(Queckenstedt)试验(梗阻试验,也称压颈试验),即在测初压后,由助手先压迫一侧颈静脉约 10 s,然后再压另一侧,最后同时按压双侧颈静脉。正常时压迫静脉后,脑脊液压力立即迅速升高 1 倍左右,解除压迫后 10～20 s,迅速降至原来水平,称为梗阻试验阴性,提示蛛网膜下腔通畅。若压迫颈静脉后,不能使脑脊液压力升高,则为梗阻试验阳性,提示蛛网膜下腔完全阻塞。若施压后压力缓慢上升,放松后又缓慢下降,提示有不完全阻塞。凡颅内压增高者,禁做此试验。

（5）脑脊液收集和分管：撤去测压管，收集脑脊液。脑脊液标本采集宜使用无菌试管（用于细胞学检查的标本不宜使用玻璃材质的容器），若能采集足量标本，应将其分装至 3～4 支试管，每管 3～5 ml，一般无须使用抗凝剂。第 1 管用于化学和免疫学检查（如蛋白质、葡萄糖等），第 2 管用于微生物学检查，第 3 管用于理学和显微镜检查（如细胞计数和分类计数），如需要做其他检查（细胞病理学检查等）宜采集第 4 管。若第 1 管有穿刺出血，不可用于以蛋白质检查作为主要依据的疾病诊断（如多发性硬化症）。若无法采集足量标本，可不进行分装，由医师决定检查项目；若需要进行微生物学检查，宜优先进行，再尽快进行其他检查。

（6）拔针和穿刺点止血：术毕，将针芯插入后一起拔出穿刺针，穿刺点稍加压迫止血，覆盖消毒纱布，并用胶布固定。

2. 术后患者要求

术后患者去枕俯卧（如有困难则平卧）4～6 h，以免引起术后低颅压头痛。

3. 采集时间记录

采集完成后立即使用书面或电子记录的方式，正确记录脑脊液标本采集时间，并尽快送检。

四、标本保存和运送

（1）标本采集后无特殊处理要求，应在室温条件下尽快运送，不超过 1 h。久置可致细胞破坏，影响细胞计数及分类检查，葡萄糖降解而含量降低，以及病原菌死亡。

（2）病原微生物检验标本须室温条件下立即送检或在患者床旁接种，不可冷藏，以免导致某些微生物死亡。

（3）用于蛋白质和核酸分析的标本，可贮存于冷冻条件下（−20℃以下）。

（4）细胞计数管应避免标本凝固，遇高蛋白标本时，可用 EDTA 盐抗凝。

五、注意事项

（1）怀疑患者细菌性脑膜炎时，应在抗菌药物使用前立即采集脑脊液和同时送检 2～4 套血培养。

（2）怀疑分枝杆菌、隐球菌或慢性脑膜炎时，有时需要多次采集脑脊液标本。

（3）如怀疑存在颅内压增高时，应先行头颅 CT 检查，必要时，可先予以脱水治疗再行穿刺。

（4）采集的第 1 管脑脊液标本不能用于微生物学检验，第 2 管用于微生物学检验；但若仅收集于 1 管内，应先送细菌学检查。

（5）腰椎穿刺的适应证：怀疑任何形式的脑炎或脑膜炎时；怀疑多发性硬化以及评价痴呆和神经系统病变时；怀疑有蛛网膜下腔出血时；评价炎性神经疾病和多发性神经根病时；怀疑脑占位性病变时；神经系统疾患需系统观察或需椎管内给药、造影和腰麻等；1 岁以下的婴幼儿临床症状不明显和特异，仅有发热或体温过低、抽搐或伴有呕吐。

（6）腰椎穿刺的主要禁忌证：

① 实施腰穿取脑脊液时，一定要考虑是否有颅内压升高，如果眼底检查发现视盘水肿，一定要先做 CT 和 MRI 检查。影像学检查如脑室大小正常且没有移位，后颅凹没有占位征象，方可腰穿取脑脊液，否则不能做腰穿。

② 对休克、衰竭或濒危状态及穿刺部位皮肤有炎症者亦不宜做腰穿。

③ 凝血酶原时间延长、血小板计数低于 $50 \times 10^9/L$、使用肝素或任何原因导致的出血倾向，应该在凝血障碍纠正后方可腰穿。

④ 脊髓压迫症做腰穿时应该谨慎，因为腰穿可以加重脊髓压迫症状。

⑤ 开放性颅脑损伤或有脑脊液漏者。

六、标本运送和验收

（1）标本采集后应立即送检，不能超过 1 h，以免影响检验结果。

（2）检查容器是否破裂、渗漏或有无明显污染，条形码信息是否正确，或者标签与申请单是否一致。

（3）检查标本量是否足够（不少于 1 ml），是否延迟送检或环境温度低时是否采取保温措施。

七、拒收标准

因脑脊液采集属于有创操作，当标本质量不符合检测要求时，应及时与临床进行沟通，做让步检验，避免轻易拒收标本，并做好记录。

第六节　骨髓标本的采集

骨髓涂片进行的细胞学检查是血液病诊断和疗效评估的主要方法，骨髓的采集一般以临床医师实施居多。考虑到标本质量的保证、需直面患者了解病况以满足对诊断的需要，因此建议骨髓检验人员参与骨髓采集与标本制备。许多血液病骨髓穿刺与活检一起进行，故采集标本除了髓液涂片外，还常有骨髓印片和组织固定与外周血片的制备。

一、采集物品的准备

1. 个人防护用品

开始采集前佩戴医用帽子、口罩与手套。

2. 采集用品

一次性垫巾、复合碘消毒液、2%利多卡因、血管钳、无菌手术洞巾、无菌纱布、无菌棉签、骨髓穿刺针、注射器（10 ml 和 20 ml）、一端有磨砂区的载玻片（推片前在磨砂区标记或粘贴患者标识）或 0.5 ml 含 2%乙二胺四乙酸二钾（EDTA - K_2）溶液的抗凝管、无菌干燥试管（微生物学检验用）等。

3. 患者准备

患者采集骨髓标本前,应避免剧烈运动、应至少休息 15 min 并保持情绪平稳避免恐惧和疑虑。

二、标本采集

1. 患者的识别和知情

(1) 查对检验申请单、姓名,标本容器标识。

(2) 向受检者解释操作目的、注意事项,患者签署知情同意书,以取得合作。

2. 标本采集部位

(1) 成人患者首选髂后上棘穿刺点,位于骶椎两侧,臀部上方突出的部位。

(2) 髂前上棘穿刺点,位于髂前上棘后 1～2 cm。

(3) 胸骨穿刺点,位于胸骨柄或胸骨体相当于第 1、2 肋间隙位置。

(4) 腰椎棘突穿刺点,位于腰椎棘突突出处。

(5) 3 岁以下患儿常选取胫骨。

3. 标本采集方法

(1) 常规消毒、戴无菌手套,覆盖无菌手术洞巾,用 2% 利多卡因做局部皮肤、皮下及骨膜麻醉。

(2) 将穿刺针固定器固定在适当的长度(胸骨穿刺点,约 1 cm 处,髂骨穿刺点,约 1.5 cm 处)。用左手示指和中指固定在穿刺部位,以右手持针向骨面垂直刺入(胸骨穿刺则应保持针体与骨面成 30°～40°角),当针尖接触骨质后则将穿刺针围绕针体长轴左右旋转,缓缓钻刺骨质,当感到阻力消失,且穿刺针已固定在骨内时,表示已进入骨髓腔。

(3) 拔出针芯,放于无菌盘内,连接 10 ml 或 20 ml 注射器,用适当力量抽取,即有少量红色骨髓液进入注射器中,骨髓吸取量以 0.1～0.2 ml 为宜。作培养时,应用无菌操作方法留取骨髓标本。

(4) 将抽取的骨髓液滴于数张载玻片上,立即涂片(一般涂片 6～8 张,对疑似急性白血病者涂片 8～19 张,涂片张数宜多),涂片分别进行有核细胞计数、形态学及细胞化学染色检查。

(5) 抽吸完毕,将针芯重新插入;左手取无菌纱布置于针孔处,右手将穿刺针连同针芯一起拔出,随即将纱布盖于针孔上,并按压 1～2 min,再用胶布固定纱布。

(6) 采集完成后立即使用书面或电子记录的方式,正确记录标本采集时间,并立即送检。

(7) 同时采集外周血,推制血涂片 2 张,血涂片应有头、体、尾部分。

三、保存和运送

骨髓涂片自然风干后,放于骨髓专用片盒中,在盒子上注明 ID 号及患者的姓名,与血液涂片标本、骨髓涂片标本检查申请单一并送检。

四、注意事项

(1) 术前应做凝血检查,有出血倾向者操作时应特别注意,血友病者禁忌。

（2）注射器及穿刺针必须干燥，以免发生溶血。

（3）穿刺针头进入骨质后，避免摆动过大，以免折断。

（4）胸骨穿刺不可用力过猛，以防穿透内侧骨板。

（5）如做细胞形态学检查，抽取量不宜过多；如怀疑有败血症，则应于涂片后，再接上注射器抽取骨髓液1ml送骨髓培养，做微生物学检验时应无菌操作留取标本。

（6）骨髓液抽取后应立即涂片，否则会很快凝固使涂片失败。

（7）标本采集前应核对好患者姓名和检验项目，明确标本要求。

五、拒收标准

（1）采集的骨髓标本有稀释、凝固等情况时，建议医师重新采样。如不能重新采样，可让步检测，并做好记录。

（2）检验申请单填写内容与标本标识填写内容不一致或不全时可拒收。

六、其他

如不能发出报告，分析原因并告知医师重新采样复检。

（王　瑛　满秋红）

第七章 微生物学检验标本的采集

微生物学检验的标本与其他临床专业的标本相比，具有一定的特殊性，微生物学检验需要从标本中分离培养出病原微生物，包括细菌、真菌、病毒、寄生虫等，这些病原微生物都是有生命的生物体，从标本采集至实验室开始处理这段过程中如何保证标本内微生物的活性成为实验室成功检测的关键环节，所采集标本的质量将直接影响病原微生物的检出。因此，微生物学检验的标本需要严格按照标本采集要求进行采集和处理。

第一节 微生物学检验标本采集的基本要求

微生物学标本指临床病毒学、细菌学和真菌学检验（包括涂片镜检、培养、抗原、抗体和分子技术等）所用的标本。临床医师应根据不同疾病的诊断目的，选择合适的微生物学检验项目，所有微生物学检验标本的采集和运送都需满足以下基本要求。

一、标本采集原则

1. 采集部位准确

微生物学检验标本的采集部位需要能够体现感染病灶的位置，选择具有代表性的部位采集标本，如检测上呼吸道病毒感染时，鼻咽拭子优于口咽拭子；化脓性的皮肤伤口应采集病灶边缘与正常皮肤交界处，以提高阳性检出率；痰标本并不是诊断细菌性肺炎的最佳标本，血培养、支气管灌洗液或气管抽吸物等无菌体液更能提供可信的病原体信息。

2. 采集时机恰当

首先，标本采集应尽可能做到在使用抗生素之前采集，一旦使用抗生素后将对最终的检出产生负面影响，甚至出现假阴性的结果。其次，根据检测方法学，应注意标本采集的时间：如进行微生物学培养，应在感染的初期、使用抗生素之前进行标本采集，此时采集的标本培养获得阳性结果的可能性较大；进行免疫血清学检测，应考虑抗体产生的时间窗口期，过早采集可能会得到阴性的结果。此外，一些标本规定了明确的采样时间，如晨起第一次痰和尿液标本对于抗酸杆菌、真菌和其他病原菌的检出是最佳的；当怀疑有感染性心内膜炎时，24 h 内宜采集 3 套血培养以提高检出率。

3. 标本信息完整

标本采集来源需要明确标识，包括具体的采集部位、标本的类型等；临床的诊断信息，如患者的抗生素使用情况及药物过敏史等，这些信息都将为实验室提供有利的检测线索。

4. 注意避免污染

人体与外界接触或相通的器官都存在大量的正常菌群，在标本采集时应尽可能去除这些影响检测的"污染菌"，保证所采集的标本中所含的微生物即患者所感染的病原菌。

二、标本采集的类型

微生物学检验的标本类型较为多样，常见的标本类型包括中段尿、痰液、肺泡灌洗液、脑脊液、静脉血、胸腹水、关节腔积液、粪便以及各种部位的拭子等。尽管标本的类型较多，但并不意味任何部位的标本都可以采集送检，需要遵循微生物实验室的标本接收要求。适合普通细菌培养的标本类型和适合厌氧菌培养的标本类型参见表 7 - 1 和表 7 - 2。

表 7 - 1　适合普通细菌培养的标本类型

解剖部位	适合普通细菌培养的标本	不适合普通细菌培养的标本
下呼吸道	痰液、支气管肺泡灌洗液、保护性毛刷、气管内抽吸物	唾液、口咽分泌物、鼻咽部窦内引流物
泌尿道	中段尿液、直接导尿尿液、耻骨上膀胱穿刺尿液、膀胱镜检或其他手术过程中采集的尿液、婴幼儿的尿袋尿液	导尿管收集袋中的尿液、导尿管尖端
浅表伤口	脓液抽吸物、真皮下的脓拭子	伤口表面拭子或被表面物污染的标本
深部伤口	脓液、坏死组织或从深部取的组织	被伤口表面物污染的标本
胃肠道	新鲜粪便、内窥镜检时采集的排泄物、直肠拭子（特定情况下）	胃呕吐物、结肠造口术后排出物
静脉血	抗微生物药物使用前从不同静脉穿刺点采集的血标本	凝固的血液
溃疡或褥疮	组织、抽吸物	被表面物污染的标本

表 7 - 2　适合厌氧菌培养的标本类型

适合厌氧菌培养的标本	不适合厌氧菌培养的标本
抽取物（用注射器）、窦道抽出物、气管壁吸取物	咳痰、诱导痰、没有保护的支气管肺泡灌洗液、气管内吸取物、气管造口术吸取物

（续表）

适合厌氧菌培养的标本	不适合厌氧菌培养的标本
前庭大腺脓肿组织液	阴道拭子、受污染的子宫颈拭子、产褥排泄物
胆汁	鼻咽拭子、口咽拭子
血液、骨髓液	会阴清洗液、前列腺液或精液
后穹隆穿刺术标本、输卵管、子宫内避孕器放线菌检查、卵巢、经剖宫产术后胎盘、子宫/子宫内膜吸取物	尿道标本、膀胱内尿或导管尿
外科拭子、外科组织	粪便或直肠标本
耻骨弓上吸取物	
用于艰难梭菌检查的粪便	

三、标本采集容器的选择

因微生物学检验标本类型存在多样性，势必导致标本采集的容器种类较多。正确选择微生物学检验标本的采集容器，对病原菌的检出率也起到至关重要的作用。所选容器应保证无菌性；能够维持标本中病原微生物的活性，同时不会导致病原菌和其他杂菌过度生长而影响检测结果；容器中没有影响病原微生物分离的抑制物或防腐剂；容器的容积可以满足检测的需求等。

四、常见转运培养基的选择

尽管一些病原微生物能够抵抗不利的物理因素，离开人体后能继续存活相当长的时间，但大多数的病原菌离体后如果长时间无法及时处理，将会影响最终的检出结果。因此，建议微生物学检验标本在采集时选择专门的转运培养基，特别是那些需要经过长时间转运的标本。转运培养基的作用在于保证病原菌在一定时间内仍能保持较好的活性，同时又不会过度地生长。转运培养基的使用，可以延长标本在采集后到实验室接种这段时间的有效性，通常可以保持标本 24 h 内仍处于合格状态。目前常见的标本转运培养基有 Stuart's 培养基、Cary-Blair 培养基和 Amies 培养基。

1. Stuart's 培养基

Stuart's 培养基最初被用来转运淋球菌培养的拭子，后来经过拓展，被广泛用于其他类型标本的转运，如咽拭子、阴道分泌物拭子及伤口标本拭子等。

2. Cary-Blair 培养基

Cary 和 Blair 两人于 1964 年对 Stuart's 培养基进行了改良，用无机磷酸盐替代甘油磷酸，并提高培养基酸碱度至 pH 值 8.4，改良后的培养基可以有效维持粪便标本中沙门菌和志贺菌的活性。由于具有较高的酸碱度，该培养基能有效维持弧菌长达 4 周的存活时间。目前 Cary-Blair 培养基被用于粪便及直肠样标本的转运。

3. Amies 培养基

Amies 对 Stuart's 培养基同样做了改良,改良后的培养基较 Stuart's 培养基有更高的培养阳性率,目前推荐用于咽拭子、阴道分泌物及伤口标本拭子的转运。

五、标本转运要求

标本采集后应按照标本转运要求尽快送往检验中心进行检测,如血培养瓶运送途中需要 37℃ 或室温保存,使用转运培养基的标本可以室温保存,未使用转运培养基的标本则需要 2～8℃ 冷藏保存,各类标本采集、转运和存储要求(表 7-3)。

表 7-3 微生物学实验室检验标本的采集、转运和储存

标本类型	转运容器和(或)最小标本量	转运时间和温度	储存时间和温度	说明
血液	血培养瓶:成人 20 ml/套(每瓶采血量 8～10 ml);婴儿和儿童不超过患者总血量的 1%	≤2 h,室温	≤2 h,室温或按产品说明书	
中段尿液、导尿管尿液、留置导尿管、婴幼儿尿袋尿	无菌、宽口容器;≥1 ml	未防腐:≤2 h,室温	≤24 h,2～8℃	使用留置导管的患者有临床症状时,可采集尿液标本
咳痰、吸痰、诱导痰	无菌容器;>1 ml	≤2 h,室温	≤24 h,2～8℃	鳞状上皮细胞<10/低倍视野
支气管肺泡灌洗液、支气管毛刷或洗液、支气管吸引物	无菌容器;>1 ml	≤2 h,室温	≤24 h,2～8℃	
粪便	清洁、防漏宽口容器	未防腐:≤1 h,室温	≤24 h,2～8℃	普通培养:住院超过 3 天或入院诊断不是胃肠炎的患者出现腹泻宜进行艰难梭菌的检验
	无菌、防漏宽口容器,>5 ml	≤1 h,室温;1～24 h,2～8℃;>24 h,-20℃ 或更低	培养或核酸扩增试验:2 天,2～8℃;毒素检验:3 天,2～8℃,或-70℃更久	艰难梭菌:-20℃ 或以上冷冻易使细胞毒素活性快速丢失
宫颈分泌物、女性尿道分泌物、阴道分泌物	拭子转运	≤2 h,室温	≤24 h,室温	

(续表)

标本类型	转运容器和(或)最小标本量	转运时间和温度	储存时间和温度	说明
男性前列腺液、男性尿道分泌物	拭子转运	≤2 h,室温	≤24 h,室温	
眼结膜	直接接种培养基或拭子转运	拭子,≤15 min,室温; 培养基≤2 h,室温	≤24 h,室温	宜双侧同时分别采样
角膜刮片或角膜刮取物	直接接种培养基或拭子转运	≤15 min,室温	≤24 h,室温	麻醉药对于一些病原体有抑制作用
玻璃体洗液、前房液	直接接种培养基或无菌螺帽管	≤15 min,室温	≤24 h,室温	麻醉药对于一些病原体有抑制作用
中耳	无菌管、拭子转运培养基、或厌氧系统	≤2 h,室温	≤24 h,室温	不宜送检喉或鼻咽部的拭子标本用于诊断中耳炎
外耳道	拭子转运	≤2 h,室温	≤24 h,2~8℃	用力旋转拭子
脓液	拭子转运系统	≤2 h,室温	≤24 h,室温	开放性脓液取病灶部位的底部和脓肿壁
	厌氧转运系统;≥1 ml	≤2 h,室温	≤24 h,室温	封闭性脓液避免表面物污染,减少与感染无关的定植菌的干扰
脑脊液	无菌螺帽管;≥1毫升/管	不要冷藏;≤15 min,室温	≤24 h,室温	第1管不能用于微生物学检验
骨髓	接种于血培养瓶	若在培养瓶中,≤24 h,室温	≤24 h,室温	少量骨髓可直接接种在培养基上
无菌部位体液如腹水、胸腔积液、关节液、心包液等	无菌螺帽管,10 ml或更多;或接种于血培养瓶	≤2 h,室温	≤24 h,室温	
腹膜透析液	无菌容器,50 ml; 5~10 ml接种需氧和厌氧血培养瓶	≤2 h,室温	6 h,室温	不能立即送检接种的血培养瓶置于 37℃孵育
肺组织	无菌螺帽容器;2 ml 无菌生理盐水保持组织湿润	≤15 min,室温	≤24 h,2~8℃	送检组织量尽可能多
胃液	无菌、防漏容器	≤15 min,室温或在采集1 h内应用碳酸氢钠中和胃液。	≤15 min,2~8℃	用于检验分枝杆菌,标本立即处理,若转运时间>1 h,应用碳酸氢钠中和。
胃黏膜组织活检	含转运培养基的无菌管	≤1 h,室温	≤24 h,2~8℃	用于幽门螺杆菌

六、拒收标准

检验中心在保证检验结果的准确性和实验室人员安全的前提下,应制订微生物标本的拒收标准。拒收标本并不是对申请医师的否定,也不表示患者没有发生感染,这样做是为了得到一份合格的标本,以便实验室能为临床诊断和治疗提供准确的信息。常见微生物学标本拒收标准如下:

(1) 标本标签错误或无标签。

(2) 未使用转运培养基且运送时间过长。

(3) 标本泄露,标本受污染。

(4) 同时送检 2 份重复标本(血培养及多处感染病灶所采集的标本除外)。

(5) 不符合培养要求的标本,如需要厌氧培养的标本采取需氧培养的运输方式。

(6) 标本量不足,常见微生物学检验标本建议采集量(表 7 - 4)。

表 7 - 4　常见细菌学检验标本建议采集量

标本类型	采集量(ml)
血培养	每瓶(成人)8～10
尿液	5～10
痰液	＞1
脑脊液	2～5
胸腔积液	10
腹水	10
支气管肺泡灌洗液	10～20
脓液	2～5
羊水、胆汁、关节穿刺液、心包液、胸腔积液、滑膜液	＞1
腹透液	50
眼前房液	＞0.1
玻璃体吸液	＞1

(7) 不符合培养要求的标本,如肠内容物、呕吐物、尿导管尖端、产褥排泄物、新生儿胃抽出物和结肠造口术后排出物等。

七、生物安全防护

微生物学检验标本无论是在采集还是转运过程中,都应注意生物安全的防护,所有标本都应视为具有传染性。标本采集者应对患者进行初步的评估,建议先对患者进行详细的病史询问,对病情有了初步的了解或诊断后,在标本采集时按相关标准做出合适等级的生物安全防护。同样,负责标本转运的物流人员,应经过相关的生物安全培训,熟练掌握个人防护装备的使用,遇到标本泄露、污染等突发意外时能够及时采取正确的应对措施。

第二节 血培养标本的采集

血流感染是一种严重的感染形式,如治疗不及时,可能危及患者生命。因此,当患者存在血培养采血指征时,应尽可能在使用抗生素之前采集至少 2 套血培养,这将有助于发现病原菌。

一、标本采集前准备

1. 患者评估

采集标本前应对患者进行评估,需符合血培养的采血指征。当患者出现以下任一指征时,可考虑采集血培养。

(1) 体温>38℃或<36℃。

(2) 寒战。

(3) 外周血白细胞计数增多(>10.0×10^9/L,特别有"核左移"时)或减少(<4.0×10^9/L)。

(4) 呼吸频率>20 次/分或动脉血二氧化碳分压($PaCO_2$)<32 mmHg(1 mmHg = 0.133 kPa)。

(5) 心率>90 次/分。

(6) 皮肤黏膜出血。

(7) 昏迷。

(8) 多器官功能障碍。

(9) 血压降低。

(10) 炎症反应参数,如 C 反应蛋白(CRP)、降钙素原(PCT)、$1,3-\beta-D-$葡聚糖(G 试验)等升高。

2. 采集数量

(1) 成人每次应采集 2~3 套(1 套包括 1 瓶需氧瓶和 1 瓶厌氧瓶),儿童每次采集 1~2 瓶儿童血培养瓶。

(2) 如怀疑急性感染性心内膜炎,应在经验用药前 30 min 内不同部位采集 2~3 套血培养;亚急性感染性心内膜炎应每隔 0.5~1 h 采集 1 套血培养,不同部位共采集 3 套血培养,若 24 h 培养阴性,宜加做 2 套血培养。

(3) 如怀疑导管相关血流感染,采集 2 套外周静脉血培养,无菌操作拔除导管,剪切导管尖端5 cm 放入无菌瓶送检。

（4）当怀疑发生中心静脉导管或静脉输液装置污染导致的血流感染时,如保留导管,至少采集1套静脉外周血培养,同时应尽快采集等量的1套导管血培养;如拟拔除导管,则至少采集1套外周血培养,无菌操作拔除导管,剪切导管尖端5 cm放入无菌瓶送检。

3. 其他

采集前做好手卫生,静脉穿刺点选定后,去除血培养瓶的塑料瓶帽,切勿打开金属封口环和胶塞,使用75%乙醇或70%异丙醇消毒,自然干燥60 s。注意采血前检查血培养瓶是否选择正确(如需氧瓶、厌氧瓶、儿童瓶、真菌培养瓶和分枝杆菌培养瓶),检查血培养瓶是否完好无损,是否过期。

二、标本采集方法

1. 穿刺点皮肤消毒

1) 三步法

（1）75%乙醇擦拭静脉穿刺部位,待干30 s以上。

（2）1%～2%碘酊作用30 s或1%碘伏作用60 s,从穿刺点向外画圈消毒,消毒区域直径达3 cm以上。

（3）对75%乙醇擦拭碘酊或碘伏消毒过的区域进行脱碘。

对碘过敏的患者,在第一步基础上再用75%乙醇消毒60 s,待酒精挥发、干燥后采血。

2) 一步法

0.5%葡萄糖酸氯己定作用30 s(不适用于2个月以内的新生儿),或70%异丙醇消毒后自然干燥(适用于2个月内的新生儿)。

2. 血液注入培养瓶

用注射器无菌穿刺取血后,勿换针头(如行第2次穿刺,换针头),直接注入血培养瓶,不应将抗凝血注入血培养瓶。血液接种到培养瓶后,轻轻颠倒混匀以防血液凝固。

3. 采血量

成人每瓶采血量8～10 ml,或者按照血培养瓶说明书采集;婴幼儿及儿童采血量不应超过患者总血量的1%,具体采血量可参考血培养瓶说明书。

三、标本运送原则

血培养瓶应在2 h之内送至检验中心,如不能及时送检,应将血培养瓶置于室温下,切勿冷藏或冷冻。应采用符合生物安全要求的标本运输箱转运标本。

四、注意事项

（1）血培养宜单独采血,与其他检测项目同时采血应先接种血培养瓶,以避免污染。

（2）若采血量充足,注射器采集的血液先注入厌氧瓶,后注入需氧瓶;蝶形针采集的血液反之。如采血量不足,应优先注入需氧瓶。

第三节　尿液标本的采集

尿路感染是临床上最为常见的感染,从尿液中分离培养出致病菌,有利于临床诊断。男性尿道末端及女性尿道周围都存在一定的微生物菌群,如标本留取方式不当,将会使留取的尿液受到污染而影响检测结果。因此,在留取尿液时,医务人员一定要告知患者如何正确地留取合格的尿培养标本。

一、标本采集前准备

留样前用肥皂水清洗会阴部,女性应分开大阴唇,男性应上翻包皮,仔细清洗,再用清水冲洗尿道口周围。

二、标本采集方法

1. 清洁中段尿

排出前段尿液,在保证尿流不中断的情况下,留取中段约 10 ml 的尿液至无菌容器中,盖紧容器盖,立即送检。

2. 儿童尿液采集袋采集

见本书其他章节。

3. 耻骨上穿刺导尿

见本书其他章节。

4. 留置导尿管

见本书其他章节。

三、标本运送原则

尿液标本保存和运送见本书其他章节。加入防腐剂的尿液标本需加入至少 3 ml 尿液到尿液运输管中,以避免高浓度的防腐剂对致病微生物产生抑制或稀释作用。

四、注意事项

(1)尿培养常规留取方式为清洁中段尿,即便患者严格遵照留取要求进行留取,中段尿仍不可避免地受到正常菌群的污染,通常中段尿污染的比例占 30% 左右。

(2)对于有症状的患者(尿频、尿急、尿痛),一份尿标本通常足够诊断,在治疗 48～72 h 后再采集另一份尿标本。对于无症状患者,可能需要采集 2～3 份尿标本。如果怀疑肾结构异常,应当连续采集 3 份晨尿。

（3）经多次收集的尿液或 24 h 尿不能用于细菌培养。

（4）申请单上应提示患者是否有相应的症状，这一信息对于定量培养结果的解释非常重要，尤其是当尿标本中菌量低的时候。

（5）尿标本在室温中会使病原菌和污染菌同时生长，所有的尿标本如果不能在采集后 2 h 内进行培养，必须冷藏。冷藏的标本应当在 24 h 内进行培养。

第四节　呼吸道标本的采集

通常将呼吸道以环状软骨为界限分为上呼吸道和下呼吸道。上呼吸道感染可细分为咽炎、喉炎、会厌炎和鼻窦炎，每种感染都由特定的病原体引起，在标本采集和转运上有特殊的要求。如咽炎的主要病原菌为 A 群链球菌，喉炎则主要由病毒引起，会厌炎则通常不进行咽部标本的培养，因为触碰发炎的会厌可能会引起气道的完全阻塞。鼻窦炎使用针吸采集鼻窦标本，而不接受拭子采集。下呼吸道感染标本采集时需要谨慎的选择标本，因为标本很容易受到口咽部正常菌群的污染，从而使检验结果与临床不相符。

一、咽拭子标本的采集

1. 口咽拭子标本

1）标本采集前准备

准备好采集需要的材料，包括涤纶或海藻酸钙拭子、转运培养基、压舌板等。

2）标本采集方法

（1）一手用压舌板用力下压舌头，另一只手使用拭子小心但稍用力地摩擦扁桃体和咽后壁 3～5 次。

（2）从口腔取出拭子时注意不要接触口腔其他部位，将拭子插回原包装至转运培养基内部。

（3）在拭子容器上标识患者信息，包括采集信息、采集时间等，注明患者正在使用的任何抗生素。如果怀疑病原菌不是链球菌，如淋病奈瑟菌，宜给予提示和备注。

3）标本运送原则

尽快将标本运送至实验室，如延迟运送 1 h 以上，应进行冷藏保存。

4）注意事项

（1）成功获得培养或直接抗原的检测结果，取决于对发炎的咽部区域充分和完全地采样。

（2）β-溶血链球菌是常规鉴定和报告的细菌性咽炎致病菌，通常不需要进行抗菌药物敏感性试验。

2. 鼻咽拭子标本

1）标本采集前准备

准备好采集需要的材料,包括鼻咽拭子、转运培养基,必要时需要备好鼻镜。

2)标本采集方法

(1)将多余的分泌物从鼻前孔去除。

(2)通过鼻腔轻轻插入拭子至鼻咽部。

(3)在鼻咽黏膜上旋转拭子,并停留 10～15 s 以吸收分泌物。

(4)小心地原路返回取出拭子,放于转运培养基中,不要冷藏。

3)标本运送原则

尽快将标本运送至实验室。如作为细菌学培养标本,当不能及时送检时,转运拭子应室温保存;如作为病毒学标本,则应冷藏保存。

4)注意事项

(1)鼻咽拭子不能用于检测鼻窦感染病原菌,鼻咽标本培养主要用于脑膜炎奈瑟菌携带筛查或诊断百日咳。

(2)常规不推荐使用鼻咽拭子进行细菌培养。

(3)如怀疑百日咳,必须准备特殊转运培养基如 Regan-Lowe 培养基,并提前通知实验室。

二、痰标本的采集

1. 标本采集前准备及采集方法

见本书其他章节。

2. 标本运送原则

采集后即刻将标本送至实验室,如果无法在 1～2 h 内送达,应将标本进行冷藏,不超过 24 h。

3. 注意事项

(1)痰标本不能进行厌氧菌培养。

(2)清晨第一口痰最适合培养,不合格的标本不推荐进行培养。

(3)痰标本不是适用于检测细菌性肺炎病原菌的最佳标本,如果条件可能,血标本、肺泡灌洗液或经气管吸取物的培养结果可能更加准确。

三、支气管肺泡灌洗液(BALF)标本的采集

1. 标本采集前准备

操作前需要进行常规的临床状态评估,排除出血等风险,严格对照支气管镜检查的适应证及禁忌证;在支气管镜常规气道检查后且在活检、刷检前进行支气管肺泡灌洗。局部麻醉剂为 2% 利多卡因,有条件开展静脉复合麻醉的医院,应尽量在静脉复合麻醉下进行,以获得支气管镜嵌顿较好、增加支气管肺泡灌洗回吸收量的效果,但需严格筛选患者,术前应评估是否有静脉麻醉的禁忌证,年老体弱及心、肺、肝、肾等重要器官功能不全的患者应慎用。术中应常规进行心电及脉搏血氧饱和度监测。

2. 标本采集方法

(1)部位选择：病变局限者选择病变段；弥漫性病变者选择右肺中叶或左上叶舌段。

(2)局部麻醉：在灌洗的肺段经活检孔注入 2%利多卡因 1～2 ml，行灌洗肺段局部麻醉。静脉复合麻醉的患者如仍有强烈的气道反应，同样可注入 2%利多卡因 1～2 ml。

(3)注入生理盐水：支气管镜顶端嵌顿在目标支气管段或亚段开口处，生理盐水总量为 60～120 ml，分次注入（每次 20～50 ml）。

(4)负压吸引：注入生理盐水后，立即用合适的负压吸引获取 BALF，总回收率≥30%为宜。负压一般推荐低于 100 mmHg。

(5)BALF 的收集：用于病原学分析的标本需用无菌容器收集；细胞学分析需选择硅化的塑料容器或玻璃容器以减少细胞的黏附。如考虑为大气道疾病时，建议第一管回吸收液单独处理；非大气道疾病时可将所有标本混匀后送检。

3. 标本运送原则

用无菌容器收集 BALF 标本，送检量一般需要 10～20 ml（至少≥5 ml），贴好标本信息标签，在 2 h 内送至实验室。若延迟送检，可将标本放置于 2～8℃保存，不超过 24 h。

4. 注意事项

(1)支气管肺泡灌洗时支气管镜顶端要紧密嵌顿于支气管段与亚段开口，防止大气道分泌物混入或灌洗液外溢。

(2)灌洗液一般可从支气管镜操作孔道直接注入，也可先置入导管再从导管注入进行远端肺泡灌洗，可减少灌洗液的反流，且灌洗量可适当增多；也可置入前端带气囊的导管，灌洗时将气囊充气并紧密嵌顿于支气管段或亚段开口，进行保护性支气管肺泡灌洗。

(3)灌洗过程中，麻醉要充分，咳嗽反射必须得到充分抑制，防止因剧烈咳嗽引起的支气管黏膜损伤出血，影响 BALF 的回吸收量和检测结果。

(4)回吸收时注意负压不宜过大，一般推荐低于 100 mmHg，也可根据情况进行调整，以吸引时支气管腔不塌陷为宜。

(5)麻醉剂溶液对细菌的抑制作用是支气管冲洗最主要的问题，因为超过 90%标本中会含有麻醉剂，使标本的诊断价值下降。

四、诱导痰标本的采集

1. 标本采集前准备

向患者进行充分的宣教和讲解，用牙刷刷洗牙龈和舌头，再用清水漱口。准备好采集需要的容器和试剂。

2. 标本采集方法

(1)痰液的诱导：诱导前 10 min 让患者吸入沙丁胺醇气雾剂，随后检测一秒最大呼气量（FEV_1），当 FEV_1<70%时，对患者进行自然咳痰或等渗盐水诱导处理，反之使用高渗盐水诱导。

常用的盐水雾化程序有两种：①单一浓度高渗盐水进行长时间的诱导；②梯度高渗盐水从低浓度到高浓度间断的短时间诱导。两种方法总的诱导时间都小于30 min。

（2）痰液的处理：诱导痰的处理主要有两种方法：①全取法，即收集患者咳出的全部痰；②选取法，即挑选痰栓或痰的黏稠部分进行处理送检。

3. 标本运送原则

采集后快速将标本送至实验室，如果预计无法在1~2 h内送达，应将标本进行冷藏，不超过24 h。

4. 注意事项

（1）诱导痰标本主要用于结核分枝杆菌的微生物学检查，该方法已被证明可以提供与更有侵袭性的技术（如支气管镜）类似的肺结核检出率，在儿童结核病的诊断取样和对结核分枝杆菌潜伏感染的筛查中显示了更好的作用。

（2）鉴于艾滋病的血液传播途径和诱导痰的非损伤性，通过吸入高渗盐水进行诱导可用于人类免疫缺陷病毒（HIV）感染者并发耶氏肺孢子菌的实验室诊断。

第五节　其他标本的采集

除血液、尿液、呼吸道标本外，常用于微生物学检验的标本类型还有很多，本节介绍临床医师常送检的微生物学检验标本的采集和送检要求，如眼部、耳部、组织、伤口、脓肿等标本。

一、眼部标本的采集

1. 标本采集前准备

标本采集前需要准备以下材料：无菌木铲或其他刮屑取样器材、无菌藻酸钙拭子、无菌棉拭子、磨砂玻片、玻片支架、乙醇棉球、麻醉剂、接种平板等。

2. 标本采集方法

眼部标本应由专业的眼科医师进行采集，具体采集方法参见表7-5。

表7-5　眼标本采集方法

诊断	标本来源	采样方法
眶隔前蜂窝织炎	脓肿引流	闭合性损伤进行皮肤穿刺取样：上睑脓肿，于眉下眼睑侧缘1/3与中部2/3接合处穿刺取样；下睑脓肿，将下眼睑向下拉至最大限度，于眶下缘上1~2 cm处穿刺取样。 开放性损伤或引流部位，需将粘连的皮肤彻底清洁，通常不使用带针头的注射器取样

（续表）

诊断	标本来源	采 样 方 法
急性眶蜂窝织炎	脓肿引流（活检）	诊断需辅以眼眶和鼻旁窦的 X 线检查和 CAT 扫描。开放性损伤或脓肿，用带针头的注射器取样；利用注射器或厌氧培养基转运标本。此法适用于骨膜下脓肿、眶内脓肿和鼻旁窦感染。对鼻窦抽出物标本进行检验，可查出眶蜂窝织炎的病原
泪小管炎	泪小管标本	挤压眼睑和泪小管取脓液标本，将标本进行革兰染色，可检测细菌多态性，如放线菌。利用木铲将标本转移至培养基
急性泪囊炎	结膜标本	于泪囊壁处经皮穿刺或切开造瘘，降低泪囊压力，采集培养物。所造瘘管可经泪囊鼻腔吻合术复原。用拭子蘸取肉汤，取结膜标本；或用注射器抽取泪囊内容物取样
眼睑炎	睑缘标本	病毒标本：因感染部位液体较少，可能无法用注射器取样。可对水疱标本进行培养或进行免疫荧光检测。 细菌标本：用棉拭子或藻酸钙拭子蘸取泪液，或蘸肉汤擦拭眼睑前缘以及上下眼睑溃疡部位取样，然后尽快送检或床旁接种。若双眼均感染，感染源通常相同
结膜炎	结膜标本	麻醉进行取样。用棉拭子或藻酸钙拭子蘸取肉汤（有分泌物时除外），擦拭感染一侧眼下睑板结膜和穹窿。可额外取一个拭子进行革兰染色。根据要求利用病毒或细菌转运拭子
角膜炎	角膜标本	角膜涂片或前室液的拭子标本不是合适的标本。用藻酸钙拭子取结膜标本接种于平板。若怀疑真菌感染，额外取一个拭子的标本进行真菌检测。用木铲或 15 号手术刀刮擦角膜溃疡。麻醉后用冷却板迅速、均匀用力地向同一个方向刮擦化脓部位表面，勿触及睫毛或眼睑。对于病毒性角膜炎，需将结膜渗出物和刮屑标本置于病毒培养基中转运。病毒通常会进入结膜囊的泪液内，因此结膜病毒标本培养的阳性率较高
眼内炎	伤口脓肿、瘘管、眼内液、结膜标本（用于检测其他来源的感染）	若只进行结膜标本培养，所提供的临床参考信息会过少。进行伤口脓肿标本检测利用价值较高。最可靠的标本为手术患者的眼内抽出液。可取前室液和玻璃体液。用注射器取玻璃体液 1～2 ml（最理想的取样方法是在玻璃体切开术中取样）。取样后迅速置于转运介质中

3. 标本运送原则

许多眼科采集的标本需要立即进行接种，因少量的标本很容易快速风干，导致检出率降低。病毒转运培养基应冷藏转运。

4. 注意事项

（1）标本应标明确切诊断及采样部位，不要只标记"眼部"，应指出标本具体来源，如睑缘标本、结膜标本、角膜标本、玻璃体标本，并标明标本采集自左眼还是右眼。

（2）某些感染，如化脓性角膜炎、眼内炎等严重眼部感染，标本需经内科医师与微生物专家协商，选择合适的培养基和转运方式。

（3）标本收集方法取决于眼睛的感染部位，双侧结膜炎时只需要取一侧标本进行培养。

二、耳部标本的采集（中耳）

1. 标本采集前准备

准备标本采集需要的材料，包括鼓膜刀、耳窥器、耳镊、抽吸设备（注射器和针头）、麻醉设备、拭子及消毒剂等。

2. 标本采集方法

（1）先用消毒剂清洁外耳道，初步消毒后，在操作前可先用消毒纱布填塞耳道。

（2）因穿刺术疼痛剧烈，可考虑在全麻下进行。

（3）医生切开鼓膜并通过引流管收集尽可能多的积液。引流液也可通过无菌拭子收集。使用耳镜有助于避免耳道菌群的污染。

（4）注射器和引流管内的标本可打入厌氧转运瓶中或盖上注射器立即转运。

3. 标本运送原则

标本采集后立即送检，不要冷藏标本。

4. 注意事项

（1）在诊断中耳感染时不推荐使用拭子进行标本采集，因在采样过程中标本会受外耳道的菌群污染，会造成结果解释困难或误判。

（2）应采用鼓膜后抽吸的方式采集标本，从内耳获得的抽吸液才可真实地反映感染情况，而非外耳道定植菌。

（3）诊断通常需要结合临床，鼓膜穿刺术增加患者痛苦，通常只在患者是青少年或慢性中耳炎治疗效果不理想时采取。

三、组织标本的采集

1. 标本采集前准备

准备好采集需要的材料，包括手术刀、皮肤消毒剂、无菌拭子、厌氧或需氧转运介质、无菌容器、无菌生理盐水等。

2. 标本采集方法

（1）采样前去除表层覆盖物，于深层基底采样，烧伤标本需要在深度清洁和清创术后进行采集。

（2）标本上标记患者信息，标明标本来源。

3. 标本运送原则

（1）用无菌容器转运。

（2）如标本量较少，应加几滴无菌生理盐水以保证其湿润。

（3）不能将组织晾干。

（4）标本采集后应于 15 min 内常温送至实验室，如无法尽快送达，需使用转运培养基在 24 h 内送检。

4. 注意事项

（1）尽可能转运更多的组织，有条件时可将一定量的组织保存于 -70℃。

（2）不要简单地刮擦表面拭子标本进行送检。

（3）需要进行定量时，取 2 cm×1 cm 大小的标本较为适宜。

四、伤口、脓肿标本的采集

1. 标本采集前准备

准备好采集需要的材料，包括皮肤消毒剂、无菌拭子、注射器、针头、厌氧或需氧转运培养基。

2. 标本采集方法

（1）闭合性脓肿：勿用拭子取样，将脓肿表面清创，用注射器抽取脓肿内容物，或将脓肿切开引流后，取脓肿壁的一部分进行培养。用厌氧运输容器转运标本。

（2）开放性损伤和脓肿：尽量去除表层覆盖物和渗出液，并用拭子用力擦拭损伤基底或边缘取样，于需氧转运培养基进行转运。也可将渗出物进行需氧培养，取自开放性表面损伤的标本不进行厌氧培养。

（3）烧伤伤口：首先清理烧伤部位，消毒伤口，有液体渗出时，用拭子用力擦拭取样，并进行需氧培养。

（4）脓疱或水疱：选择完整脓疱，酒精消毒风干后，用 23 号针挑破脓疱，用力旋转拭子收集脓疱内脓液和基底细胞。若脓疱较大，可使用 18 号针头挑破脓疱抽吸取样。若损伤较陈旧，去除损伤表皮，用湿润的无菌拭子擦拭损伤基底取样。

（5）瘀斑、紫斑、坏死斑：用力刮擦损伤的外边缘刮取屑样标本。

（6）疥疮：通常为临床诊断，不需微生物学检测，但有时可能需要对受感染皮肤的刮屑标本进行检测。

3. 标本运送原则

（1）尽快将标本送至实验室检测，如 1 h 内无法将标本进行培养，需冷藏标本，转运培养基最长不超过 24 h。

（2）厌氧菌培养必须使用厌氧转运系统，于 2 h 内常温送检至实验室，如不能及时送检，室温保存最长不超过 24 h。

4. 注意事项

（1）有效的皮肤清创将有助于合理地解释培养结果。

（2）取样部位最好为损伤基底部或病变有进展的边缘，不可仅为脓液。

（3）标本信息应标识清楚具体的采样部位，不要仅标注为"伤口标本"，而应给出具体描述和解剖来源。

（4）标明伤口性质，如开放性伤口或闭合性伤口。

五、导管标本的采集

1. 标本采集前准备

准备好采集需要的材料,包括无菌螺口容器、手术剪、消毒剂等。

2. 标本采集方法

(1) 用75%乙醇消毒导管周围皮肤。

(2) 无菌操作拔除导管,用无菌手术剪将导管尖端5 cm剪断放置无菌瓶中。

(3) 标本上标记患者信息,标明标本来源。

(4) 将标本尽快送至实验室,防止标本干燥。

3. 标本运送原则

采集好立即送检,15 min内送达实验室。如无法及时送检,于4℃冷藏保存,不超过24 h。

4. 注意事项

(1) 由于导管的种类众多,可以进行半定量培养的导管包括:中心静脉导管、外周导管、动脉导管、静脉营养导管、脐导管、CVP导管、Swan-Ganz导管、Hickman导管、Broviac导管等。

(2) Foley导管不可以进行培养,因有下尿路细菌污染可能。

六、浅部真菌感染标本的采集

1. 标本采集前准备

准备好采集需要的材料,包括镊子、手术刀、70%乙醇、无菌试管或取样袋、纱布、伍氏灯等。

2. 标本采集方法

(1) 头发:在伍氏灯下用镊子选取发荧光的受感染头发10~20根,置于洁净试管或小取样袋中。

(2) 皮肤:用70%乙醇对皮肤进行消毒,刮擦病变的活动性边缘部位,并去除浅表组织。将标本置于洁净取样袋、玻璃试管或两层玻片之间。

(3) 指甲:用70%乙醇消毒,先刮去病甲上层,弃去刮屑,刮取正常甲和病甲交界处,并且贴近甲床部分的甲屑,置于洁净取样袋或玻璃试管中。

3. 标本运送原则

标本室温下尽快转运至实验室,不要冷藏。如不能及时送检,室温保存不超过24 h。

4. 注意事项

(1) 因水汽凝聚可造成标本污染,勿将头发标本置于带塞的试管中。

(2) 刮擦皮屑时注意不要将皮肤刮出血。

(3) 因为真菌生长速度较慢,真菌培养可能需要几周的时间,染色检查可以快速得到结果。

(4) 切记从皮肤病变的边缘部位进行取样。

(5) 标本上标记患者信息,标明标本来源,可能时注明疑似诊断。

(范齐文 侯 琦)

第八章 临床核酸和基因检测标本的采集

核酸是生物体内以核苷酸为基本单位的生物大分子化合物,是基因的物质基础,为生命的最基本物质之一。基因是编码核糖核酸(ribonucleic acid,RNA)或蛋白质所必需的脱氧核糖核酸(deoxyribonucleic acid,DNA)序列,是核酸分子中的功能单位。临床核酸和基因检验是指利用分子生物学技术检测人体各种标本中的内源性基因或外源性核酸物质,包括其存在、结构、表达量的变化,以获得反映机体致病因素、疾病状态、病情变化等方面的实验结果,协助临床医师对疾病进行诊断、病情观察、预后判断、易感性评估等。随着分子生物学检测技术的快速发展以及临床对疾病诊疗能力的要求提高,越来越多的临床实验室已经开展核酸检测,但核酸检测是一类非常灵敏的检测技术,任何环节的操作不当都可导致检验结果偏差,其中检验前标本采集、运送及保存的管理对保证检验质量至关重要。本章主要介绍临床核酸和基因检测标本的规范采集、运送及保存。

第一节 常规核酸检测标本采集的基本要求

临床核酸检测标本种类较多,包括血液、骨髓、分泌物、尿液、粪便、痰液、其他体液(胸腔积液、腹水、脑脊液和关节腔液体等)以及组织细胞等,不同的检验项目对应不同的标本类型。标本采集与运送涉及多个环节,需要医生、患者、护士、检验人员和标本运送人员的密切配合,并按照实验室要求实现规范化管理。

一、标本类型

目前,临床常规核酸检验主要包括乙型肝炎病毒(hepatitis B virus,HBV)核酸、丙型肝炎病毒(hepatitis C virus,HCV)核酸、人乳头瘤病毒(human papilloma virus,HPV)核酸、人类免疫缺陷病毒(human immunodeficiency virus,HIV)核酸等。根据检测目标分子不同,选择合适标本类型是临床核酸检测首先考虑的问题,也是得到准确检测结果的必要保证。如血液标本适用于 HBV、HCV 和 HIV 核酸等检测,鼻咽拭子分泌物适用于呼吸道感染病原体检测,痰液和/或胸腔积液标本适用于结核杆菌(TB)检测,泌尿生殖道拭子适用于沙眼衣原体(chlamydia trachomatis,CT)和

HPV 核酸检查(表 8-1)。

表 8-1　临床核酸检测标本的类型

检测目的	感染部位	标本类型	检验项目
病原微生物感染	若待测物处于人体组织细胞以外,又分布于全身	外周血液的血清或血浆	肝炎病毒和 HIV 核酸检测
	若为某一特定部位感染,则宜采取感染部位标本	① 呼吸道感染,常以咽拭子采集患者鼻咽部的分泌物; ② 手足口病患者,则可使用咽拭子、疱疹液、粪便等; ③ 生殖道病原体感染通常选择生殖泌尿道分泌物棉拭子	肺炎支原体、HPV、CT 核酸检测
	肺结核	痰液、血液、淋巴液、脑脊液和/或胸腔积液	结核杆菌核酸检测
	巨细胞病毒感染所致的婴幼儿肝炎	婴儿尿液与母乳	巨细胞病毒核酸检测
新型冠状病毒感染	肺部炎症	常以咽拭子采集患者鼻咽部的分泌物;也可使用粪便	2019 - nCoV 核酸检测
耐药基因	基因突变	血清、组织、口腔拭子	药物代谢酶核酸检测
肿瘤基因	白血病及其他恶性肿瘤	① 手术切除标本; ② 组织活检标本; ③ 细胞学标本; ④ 石蜡包埋组织; ⑤ 骨髓或外周血白细胞	BCR/ABL、$N-myc$、EWS、$IGH/BCL2$、$JAK2-V617F$、$MPL-W515/K$ 等基因检测
其他基因		组织细胞,包括胸腔积液、腹水、脑脊液及关节腔液中的脱落细胞等	$EGFR$ 突变基因检测

二、标本采集

标本质量与采集时间、采集部位、采集器材以及采样量等均有密切关系,影响标本质量的因素主要包括以下几点。

1. 采集时间

在适宜的时间采集标本对检测结果的准确性至关重要,过早或过晚都可能造成假阴性结果。因此,临床医师需要根据疾病的进程,选择合适时机采集标本,从而提高检出的阳性率。

2. 采集部位

临床医师应根据病情诊疗的需要选择正确的采集部位,如 HPV 检测标本采集应取宫颈鳞柱交界处的分泌物,宫颈脱落细胞为最佳标本。采集时需进行适当的清洁消毒,以去掉污染的微生物或其他杂物,否则会导致核酸检测结果假阳性,但不可过度清洁消毒,这可能会去掉或破坏目标病原体,造成假阴性结果。

3. 采集器材

因核酸检测标本到实验室后的检测过程中有核酸提取及扩增步骤,标本采集过程所使用的抗凝剂、防腐剂及相关试剂材料应确保不对上述步骤产生干扰。标本采集材料如针头、棉签、拭子等均应为无 DNA 酶(DNase)和(或)无 RNA 酶(RNase)的一次性使用的器材或耗材;玻璃器皿在使用前先应高温、高压处理,因为玻璃器皿常含有不易失活的 RNA 酶,最佳处理是热灭活,250℃烘烤 4 h 以上可使 RNA 酶永久性失活;肝素抗凝剂抑制 Taq 酶的作用很强,且在核酸提取过程中很难去除,因此,临床核酸检测血液标本一般首选乙二胺四乙酸(EDTA)或枸橼酸盐作为抗凝剂。

4. 采集量

使用不同试剂盒进行核酸检测,标本采集量应按厂家试剂盒说明书的要求,既不能过多,也不能过少。

5. 采集步骤

各类标本的采集步骤见本书相关章节。

6. 采集质量初步评价

实验室应对采集后的核酸标本质量进行初步评价,从而确保检测结果的准确性。如血液标本离心后可观察是否有溶血、脂血并评估其程度,明确这种情况是否会对检测过程造成影响;痰液标本应先在显微镜下进行白细胞计数,判断是否为有效的痰液标本;泌尿生殖道分泌物标本用于沙眼衣原体核酸检测时,应先在显微镜下观察是否有上皮细胞,因该病原体存在于上皮细胞内,当标本没有上皮细胞或极少,则为不合格标本,应重新进行标本采集。

三、标本运送

临床核酸检测标本一旦采集完成,应及时送至实验室,同时要根据不同标本类型采取不同的运送处理方式。

(1)对于靶分子为 DNA 的标本,如果是在无菌条件下采集,则可在室温下运送,建议于采集后 8 h 内送至实验室,若超过 12 h 需低温送检(2~8℃),血液标本建议及时分离血清。

(2)对于靶分子为 RNA(如 HCV-RNA)的血液标本,建议进行抗凝处理,如果短时间内运送(10 min 左右),则可在室温下进行;如果时间较长,则应在低温加冰条件下运送,并尽快(3 h 以内)分离血浆,以避免 RNA 降解。用于 RNA 检测的标本,如果未经稳定化处理,则必须尽快送检或速冻后在干冰条件下运送。

(3)如果血液标本未做抗凝处理,则抽血后必须在 1 h 内分离血清,低温送检(2~8℃),如果标本中加入适量稳定剂,如异硫氰酸胍盐(guanidine thiocyanate,GITC),则可在室温下运送。

（4）通常在运送时,应采用不易破碎的容器装载标本,全血运送时需防震、防冰冻,以避免溶血。

（5）分泌物、痰液、胸腔积液、腹水、胃液、尿液、羊水、活检组织等低温送检(2~8℃)时,标本需密闭,防止标本交叉污染或病毒核酸降解。

四、标本保存

标本送至实验室,原则上应立即进行检测,若不能立即检测,则按规定进行保存。

（1）所有临床标本在采集后至送实验室之前,均应暂放在2~8℃环境下临时保存。

（2）对于检测靶分子为DNA的标本,2~8℃保存不应超过3 d,若标本是提纯后的核酸DNA,可加入TE缓冲液(由Tris和EDTA配制而成,主要用于溶解核酸,能稳定储存DNA和RNA)在4℃长期保存。

（3）对于检测靶分子为RNA的标本,为了防止RNA降解,特别是核酸酶的作用,运送到实验室后如不能及时检测,应立即在-20℃以下冻存。

（4）为使临床标本中可能存在的核酸酶失活,通常加入终浓度为5 mol/L的离液剂(最常用的离液剂或灭活剂为GITC),破坏RNA酶分子结构,使其不可逆失活。

（5）如果测定的靶分子为血液循环中的RNA,为避免室温放置过久而导致RNA降解,应尽快离心,分离血浆或血清,进行标本保存。

（6）临床体液标本如需长期保存(如超过24个月),应置于-70℃以下环境,但应避免反复冻融标本(冻融次数不超过10次)。

五、注意事项

（1）常规核酸检测(如HBV-DNA扩增检测)会采用煮沸法提取核酸,在煮沸过程中容易发生崩盖,引起标本间交叉污染,因此,应选择质量好的试管,避免标本外溢及外来核酸的进入。开盖前应先离心,将管壁及管盖上的液体甩至管底,且动作要轻柔,以防管内液体溅出。新批号试管在使用前需做爆管试验,验证其质量。

（2）PCR扩增检测目标是病原体核酸,不管是否为活细菌,核酸均能检出,因此在经抗生素治疗有效的情况下,患处可能仍有少量已死亡病原体存在,因此必须在停药2周后才能做核酸检测,避免检测结果假阳性,尤其在临床进行TB和CT核酸检测时,需评判阳性结果的可靠性。

（3）采集耗材和容器(如棉签、拭子、宫颈刷、真空采血管、无菌试管等)需无菌、无DNase和(或)无RNase。

（4）若使用血浆标本检测,EDTA和枸橼酸盐为首选抗凝剂,不可使用肝素抗凝(核酸提取采用吸附法时不受肝素干扰)。

（5）要求采集分泌物或咽拭子的标本,需在试管内加入1 ml无菌生理盐水或专用保存液。

（6）标本采集时要注意防止污染,操作者要戴一次性医用帽子、口罩、手套等,防止混入操作者的头发、表皮细胞、唾液等污染标本。

（7）核酸检测的标本不与其他检验项目共用标本。

（8）女性月经期间不能采集阴道分泌物和宫颈细胞标本。

（9）分泌物标本采集时，为保留足够的宫颈细胞标本，注意切勿将宫颈刷头丢弃。

（10）如果同时进行细胞学检查，应先采集细胞学标本。

第二节　新型冠状病毒核酸检测标本的采集

新型冠状病毒（2019－nCoV）感染引起的肺部炎症称为新型冠状病毒肺炎，主要传播途径是飞沫、接触和气溶胶。患者初始症状为发热、乏力和干咳，并逐渐出现呼吸困难等临床症状，多数患者经过治疗预后良好，部分严重病例可出现急性呼吸窘迫综合征或脓毒血症休克，甚至死亡。随着国内外新冠疫情的日趋严峻，国家推动加强三级医院、传染病专科医院、县级及以上医院核酸检测实验室的建设，实验室核酸检测能力随之大幅提高，每天都有大量的标本检测需求。新型冠状病毒造成的肺炎为下呼吸道感染，被检测者需要留取鼻咽拭子等标本进行核酸检测，正确的标本采集对提高检测准确率尤显重要。标本采集者熟练掌握采集技能并规范操作，才能采集到合格的标本，从而保证检测结果的准确性。

一、标本种类

目前，临床实践经验认为，新型冠状病毒核酸检测时采集鼻咽拭子检测的阳性率高于口咽拭子，下呼吸道采集的痰、肺泡灌洗液标本阳性率高于上呼吸道的口、鼻咽拭子标本，但下呼吸道的痰液、肺泡灌洗液标本采集难度太大，易引起患者喷溅，增大采集操作者感染风险，一般情况不建议使用（但气管切开、呼吸机抢救患者可用）。近期发布的《新型冠状病毒感染的肺炎诊疗方案（试行第 5 版修正版）》已将标本采集"咽拭子"更新为"鼻咽拭子"。对于有消化道症状的疑似患者，可同时采集粪便或肛拭子进行检测。因此，新型冠状病毒核酸检测采集标本的优选顺序为鼻咽拭子、口咽拭子、痰液、粪便、血液等，为提高检测的阳性率，可同时采集 1 份鼻咽拭子和 1 份口咽拭子于同一标本采集管中；为控制传染源，可采集粪便进行检测；为观察疗效，可对确诊患者的血液标本进行检测。

二、标本采集

1. 采样人员基本要求与防护

（1）从事采集新型冠状病毒核酸检测标本的人员应当经过生物安全及采集技术培训，能够熟练掌握标本采集操作流程、熟悉标本采集注意事项，同时严格按照操作流程进行采样。

（2）采集容器先贴好条形码，条形码至少应包含待检者姓名、标本条形码号、标本类型及采集日期和时间，确保标本质量符合要求、标本及相关信息可追溯。

（3）采集标本时,要根据不同采集对象设置不同的采样区域,发热患者前往发热门诊就诊、采样,未设置发热门诊的机构应设置发热患者专用采样区域,将发热患者与其他检测人群分区采样,避免交叉感染。

（4）住院患者的标本由所在医院的医护人员采集。

（5）密切接触者标本由当地指定的疾控机构、医疗机构负责采集。

（6）采样人员要求佩戴 N95 及以上防护口罩、护目镜、防护服、乳胶手套、防水靴套;如果需接触患者的血液、体液、分泌物或排泄物,应戴双层乳胶手套;手套被污染时,应及时更换外层乳胶手套。

（7）每采集完一人应进行严格手消毒或更换手套。

2. 标本采集方法

（1）鼻咽拭子:尽可能采集发病早期患者的鼻咽拭子标本。待采集者充分后仰,采样人员一手轻扶被采集者的头部,一手执拭子,拭子贴鼻孔进入,沿下鼻道的底部向后缓缓深入。由于鼻道呈弧形,不可用力过猛,以免发生外伤出血。待拭子顶端到达鼻咽腔后壁时,轻轻旋转一周（如遇反射性咳嗽,应停留片刻）,然后缓缓取出拭子,将拭子头浸入含 2～3 ml 病毒保存液（也可使用等渗盐溶液、组织培养液或磷酸盐缓冲液）的管中,尾部弃去,旋紧管盖。

（2）口咽拭子:尽可能采集发病早期患者的口咽拭子标本。宜用无菌植绒拭子采样。被采集人员先用生理盐水漱口,采样人员将拭子放入无菌生理盐水中湿润（禁止将拭子放入病毒保存液中,避免抗生素引起过敏）,被采集者头部微仰,嘴张大,露出两侧扁桃体,将拭子越过舌根,在被采集者两侧扁桃体稍微用力来回擦拭至少 3 次,然后再在咽后壁上下擦拭至少 3 次,将拭子头浸入含 2～3 ml 病毒保存液（也可使用等渗盐溶液、组织培养液或磷酸盐缓冲液）的管中,尾部弃去,旋紧管盖。咽拭子也可与鼻咽拭子放置于同一管中。

（3）深咳痰液:收集痰液标本时不宜开放气道收集标本。要求患者深咳后,将咳出的痰液收集于含 3 ml 采样液的无菌旋盖采样杯中,旋紧杯盖并用封口膜封口,尽可能在 30 min 内送检。

（4）支气管肺泡灌洗液（BALF）:重症患者或病情进展迅速的肺炎患者,由临床医师将收集器头部从鼻孔或气管插口处插入气管（约 30 cm 深处）,注入 5 ml 生理盐水,接通负压,旋转收集器头部并缓慢退出,收集抽取的黏液,并用采样液冲洗收集器 1 次,也可用小儿导尿管接在 50 ml 注射器上来替代收集。

（5）鼻咽抽取物或呼吸道抽取物:用与负压泵相连的收集器从鼻咽部抽取黏液或从气管抽取呼吸道分泌物。将收集器头部插入鼻腔或气管,接通负压,旋转收集器头部并缓慢退出,收集抽取的黏液,并用 3 ml 采样液冲洗收集器 1 次（亦可用小儿导尿管接在 50 ml 注射器上来替代收集器）。

（6）粪便:如发病早期出现腹泻等消化道症状的患者,则留取粪便标本 3～5 g（黄豆大小）于含 2 ml 生理盐水（有条件时可添加 RNA 酶抑制剂）的一次性无菌带螺帽标本采集管中,滴管轻轻吹吸 3～5 次,然后用封口膜封口。

（7）肛拭子:用消毒棉拭子轻轻插入肛门 3～5 cm,再轻轻旋转拔出,立即放入含有 3～5 ml 病毒保存液的 15 ml 外螺旋盖采样管中,弃去尾部,旋紧管盖。

(8) 血液:发病后 7 d 内或危重症患者,或考虑病毒血症的患者,可采集血液标本。建议使用含有 EDTA 抗凝剂的无 DNase 和(或)无 RNase 真空采血管采集血液标本 5 ml,根据所选用核酸提取试剂的类型确定以全血或血浆进行核酸提取。如需分离血浆,将全血进行 1500~2000 转/分(rpm)离心 10 min,收集上清液于无菌螺口塑料管中。

(9) 尿标本:留取中段晨尿,采集量 2~3 ml。

(10) 物体表面标本:包括进口冷链食品或进口货物的内外包装表面,以及运输储藏工具等可能被污染的部位,用拭子充分浸润病毒保存液后在表面重复涂抹,将拭子放回采样管浸润,取出后再次涂抹采样,重复 3 次以上。对表面较大的物体进行多点分布式采样。

(11) 污水标本:采集污水的拭子标本时,用拭子浸入吸附污水,将拭子放回采样管浸润,取出后再次浸入污水,重复 3 次以上,对每个污水采样位置应进行多点分布式采样。采集污水的水体标本时,用聚乙烯塑料瓶收集 1~1.5 L 污水;体积大于 1.5 L 的污水采集,可以使用聚乙烯塑料桶或现场水样专用富集设备。污水水体标本采集前,先充分混合均匀后取样;如果污水难以充分混合,出现分层现象时,可按各层水量的比例分层取样。

3. 标本包装

标本采集后用 75% 乙醇喷洒标本采集管外部,立即放入标有“生物危险”的密封袋中并封严封口;再用 75% 乙醇喷洒密封袋外部,然后放入标本转运容器,并对转运容器进行外部消毒,及时送检。

4. 标本采集频次和基本要求

(1) 无症状感染者、入境人员、密切接触者:在隔离观察期间应采集鼻咽拭子进行核酸检测,解除隔离时应同时采集 2 份鼻咽拭子标本,分别使用不同核酸检测试剂检测,2 次检测原则上由不同检测机构开展。

(2) 住院患者、隔离期间人员:根据临床及实验室检测工作的需要,可在住院、隔离期间多次采样,可同时采集呼吸道、血液、粪便等多种标本。采样人员应严格遵循采样规范采集标本,保障所采集标本质量符合要求,同时应详细记录受检者信息,可利用条形码扫描等信息化手段管理采集信息。

(3) 人群筛查:应根据核酸提取、检测所用试剂的要求确定采样管,可选择含病毒灭活剂(胍盐或表面活性剂等)的采样管。

三、标本保存

(1) 标本采集后若无法及时检测,可于 4℃ 条件下短期(从采集时间开始总时长不超过 24 h)保存;若需长期保存,可将标本于 -70℃ 或更低的温度下保存。血液标本应分离血浆后进行保存和转运。

(2) 血清标本可在 4℃ 存放 3 d,-20℃ 以下可长期保存。

（3）应当设立专库或专柜单独保存标本。

四、标本运送

标本采集应尽可能在 2～4 h 内送到实验室，在 2～8℃ 条件下转运，运送时间应不超过 24 h。如果需要长途运输，建议采用干冰等制冷方式进行保藏。标本运送期间应当避免反复冻融。

（1）标本应送至具备检测资质并经省级卫生行政主管部门批准可从事 2019－nCoV 核酸检测的临床基因扩增检验实验室。

（2）标本运送人员和接收人员对标本进行双签收。接收标本前应检查标本转运容器外包装有无破损，打开容器前用 75% 乙醇对标本转运容器进行喷洒或擦拭消毒。

（3）标本运输容器应当防水、防破损、防泄露、耐高（低）温和高压。运输容器和包装材料上应有相关规定的生物危害标识、警示语和提示语。涉及外部标本运输的，应根据标本类型，按照 A 类或 B 类感染性物质对运输容器进行 3 层包装系统，即内层容器、中层包装和外层包装。防漏的内层容器包装后贴上生物危害标识，装入中层容器，将"感染性物品"标记贴在外层包装上。内层容器和中层容器间应放置足量的吸水性材料，中层容器应固定在硬质外层容器中。中层容器与外层容器间应放置凝胶冰袋。

（4）2019－nCoV 标本运输包装属于 A 类，对应的联合国编号为 UN2814。负责转运的机构需要办理新型冠状病毒的转运证，转运者安全防护按二级防护要求佩戴，并随身携带 75% 乙醇。司机佩戴外科口罩或 N95 口罩，通过专用车辆运输。如果经航空运输，包装还应符合国际民航组织文件 Doc9284－AN/905《危险品航空安全运输技术细则》的 PI602 分类包装要求。至少由 1 名标本运送人员和司机同时转运标本，宜配备标本转运过程监控设施。

五、注意事项

（1）标本采集管中如果加入细胞裂解液或蛋白酶 K，应注意有效期和保存条件是否符合要求。

（2）新型冠状病毒造成的肺炎为下呼吸道感染，故咽拭子必须深至鼻咽腔后壁方可采集到合格标本。

（3）尽量避免在进食 2 h 内采集标本，以防引起被检测者呕吐。

（4）采样区应保证光线明亮，便于采样者检查物品及观察患者的神志及表情；采样区的门窗应时刻保持开放状态，空气流通能够防止气溶胶传播。

（5）采样区和疫苗接种区不能在同一区域。

（6）待检者若接种了新冠疫苗，需在 24 h 之后方可采样，避免疫苗株片段造成的核酸结果假阳性。

（7）采样前询问患者是否有鼻中隔偏曲、鼻息肉、鼻部手术等病史，若鼻中隔偏曲、鼻息肉等疾病位于一侧鼻腔，则可考虑在另一侧鼻腔采集鼻咽拭子；若两侧鼻腔均患病或有鼻部手术史，则考虑采集口咽拭子或痰液等下呼吸道标本进行检测。

（8）由于在粪便及尿中可分离到新型冠状病毒，应注意防止粪便及尿液对环境造成污染。

（9）禁止穿戴防护装备离开生物安全二级实验室。

第三节　药物基因检测标本的采集

药物代谢酶和药物作用靶点基因特性的变化等都可影响药物的体内浓度和靶分子对药物的敏感性，导致药物反应性（包括药物的疗效和不良反应发生）个体差异。药物基因组生物标志物的检测是临床实施个体化药物治疗的前提。影响药物效应的基因变异可以是基因组多态性，也可以是体细胞突变。变异类型包括单核苷酸多态性（single nucleotide polymorphism，SNP）、插入/缺失多态性。药物基因检测的目的在于指导临床医师针对特定的患者选择合适的靶向治疗药物和用药剂量。随着精准医学的快速发展，临床上个体化用药基因检测需求日益增加，临床实验室应加强与临床医师沟通，积极开展新的检测项目满足临床需求，从而提高患者的治疗效果。药物基因检测标本规范采集是保证检测结果准确性的前提，本节将详细叙述其具体要求。

一、标本种类

用于药物代谢酶和药物作用靶点基因检测的标本类型包括全血、骨髓、肿瘤组织、口腔拭子、胸腔积液、腹水等。

二、标本采集

临床分子诊断实验室应对各种个体化用药分子诊断临床标本的采集按检测要求建立标准操作程序，标本采集人员应经过系统培训，采样前应对标本采集容器进行评价，确保容器本身不会干扰测定过程，并保存评估记录。

1. 全血和骨髓标本

采集之前应按要求对预采血的部位彻底消毒，标本采集到含有适当抗凝剂或添加物的采样管中，添加物根据被测量种类（细胞内 DNA、RNA）、检测项目和采样体积而定。全血或骨髓标本一般用 EDTA 或枸橼酸盐抗凝。采样前需在采样管或注射器上标注标本信息。全血标本多采集外周静脉血 2～3 ml，并置于采血管中，将采血管轻轻颠倒混匀数次，以确保充分抗凝，避免溶血。全血和骨髓标本的采集步骤，见本书其他章节。

2. 组织标本

当待测的组织与血液或口腔脱落细胞基因型不一致时，或当组织是提取核酸必要的来源时（如检测肿瘤组织中信使 RNA 表达、融合基因、基因扩增或缺失、甲基化水平、微卫星不稳定等），需采集组织标本进行检测。组织标本包括新鲜组织、活检组织、石蜡包埋组织和石蜡切片。

（1）新鲜组织和活检组织：采样大小取决于组织类型。一般而言，无论是哪种组织类型，在没有大量脂肪细胞浸润的情况下,10 mg 组织标本可提取 DNA 或 RNA 约 10 μg。无菌条件下,可取米粒大小的手术或活检组织(约 25 mg);肿瘤组织要求未坏死肿瘤组织比例＞70%。穿刺取实体肿瘤组织时,取得的细胞数与穿刺针的粗细有关,21G 细针每次获得≥100 个细胞,19G 细针每次获得≥150 个细胞,支气管活检每次获得≥300 个细胞,CT 介导的细针穿刺每次可获得≥500 个细胞。通常检测时标本中肿瘤细胞的数量需达到 200～400 个。在某些情况下,要求同时采集无病变的组织或外周血作为对照(如微卫星不稳定性检测)。

(2) 石蜡包埋组织:推荐用 10%中性甲醛缓冲溶液固定组织标本,避免使用含重金属离子的固定液(如 Bouin 液)等。甲醛介导的 DNA 损伤在固定 3 h 后明显发生,且时间越长,DNA 损伤越严重。因此,推荐较小的组织(如活检组织标本)固定 6～12 h,较大的组织(如手术切除标本)固定 6～48 h。甲醛固定的石蜡包埋组织不适于用作 RNA 检测,但在没有其他标本可供选择时,可考虑选择在没有污染的部分提取 RNA 用于检测,待测 RNA 序列的长度最好＜130bp。组织标本切片时应特别注意避免标本间的交叉污染。

(3) 组织切片:用于 DNA 检测时,手术标本需提供 10 μm 厚的石蜡切片 4～8 张,面积为成人拇指盖大小;活检穿刺标本需提供 10 μm 厚切片 8～10 张。所有切片均为白片。肿瘤组织切片应在 HE 染色后,经病理医师显微镜下观察,以判断是否含有肿瘤细胞及肿瘤细胞的数量是否足够(一般要求＞50%)、坏死组织比例是否＜10%,并在对应的白片上画出癌巢,对肿瘤细胞密集区域进行标注。DNA 测序法要求肿瘤细胞至少占组织细胞的 50%。应采取措施避免核酸交叉污染,制备不同患者病理切片标本时,需更换新刀片。

3. 口腔脱落细胞

口腔脱落细胞可同时用于 DNA 和 RNA 分析。常用的采样形式是口腔拭子,患者清水漱口后,将消毒医用棉签伸进口腔,在口腔内侧脸颊黏膜处左右反复擦拭 20 次左右,取出棉签,将棉签置于干净滤纸上阴干,每位受检者至少采集棉签 3 根。棉签立即放入干净封口塑料袋内封闭并放入纸质信封,信封上应做好详细标记。滤纸应经过灭菌处理,以防细菌生长抑制核酸酶的活性。漱口标本也可作为口腔脱落细胞的来源。用于 RNA 分析的口腔脱落细胞必须保存在 RNA 稳定剂中。

三、标本保存

(1) 待检核酸为 DNA 时,可室温下保存运送,最好在采集后 8 h 内送达实验室,标本在 2～8℃条件下可保存 72 h。

(2) 当待检核酸为 RNA 时,能在 10 min 内送达实验室的可室温运送,否则应将标本置于干冰上,必须保证标本与冰块充分接触,最好于 4 h 内送达实验室。如果不能立即提取,应冻存于 −70℃。

(3) 已提取纯化的 DNA 在 2～8℃条件下可保存 1 年,−20℃可保存 7 年,−70℃可保存 7 年以上;提取纯化的 RNA 在 −20℃条件下,RNA 酶也可能发挥作用。因此,最好在乙醇固定后保存于 −70℃。

（4）石蜡包埋组织可在 2～8℃ 条件下长期保存。

四、标本运送

（1）标本离体后应尽快送到实验室。待检核酸为 DNA 时应在采集后 8 h 内送达实验室；当待检核酸为 RNA，能在 10 min 内送达实验室时，可室温运送，否则应将标本置于干冰中，4 h 内送达实验室，如在标本中添加了 RNA 稳定剂，则可室温运送或邮寄，但应符合长距离运送的生物安全要求，运送人员应接受过相关生物安全培训。

（2）冰冻组织标本最好保证其在运送过程中不发生融化，石蜡包埋组织则可在室温下运送。

（3）放置血液标本的采血管应用石蜡膜或透明胶带封住管盖，防止管盖脱离。

（4）标本运送过程中选用轻质且不易破碎的包装物，并在包装间隙用细碎轻质材料填充。

五、注意事项

（1）采用以基因扩增技术为基础的分子诊断技术具有较高的灵敏度，但可能会因为标本或实验室的污染而出现假阳性。

（2）标本采集需要在密闭、一次性采样系统中完成，所用的材料如注射器、棉签、拭子等应为一次性使用，以防止污染。

（3）无论采集哪种类型的标本，采样者在采样时均需戴手套，以避免被标本中病原微生物感染，同时防止皮肤脱落细胞对标本的污染。

（4）血液和组织标本的不规范采集可能引起部分基因的表达上调，因此定量分析基因表达的检测时需要注意标本是否合格、规范。

第四节　肿瘤基因检测标本的采集

肿瘤在分子生物学中也属于一种基因病，所有肿瘤细胞均存在细胞内基因变异的情况。通过综合使用聚合酶链式反应（PCR）、荧光原位杂交（FISH）、突变捕获等分子检测技术，针对性检测肿瘤细胞基因组中遗传基因和表观遗传学变异，可提高肿瘤诊断的灵敏度、特异性、拓宽传统病理形态诊断的标本取材范围，打破诊断时相限制。肿瘤诊断相关基因涉及癌基因、抑癌基因以及其他肿瘤相关基因，为肿瘤诊断、鉴别诊断、肿瘤预防、个体化治疗或用药指导提供可靠的证据。本节主要介绍几种常见肿瘤基因，如白血病融合基因（*BCR / ABL* 和 *PML / RARα*）、神经母细胞瘤 *N - myc* 基因、尤因肉瘤 *EWS* 基因、淋巴瘤融合基因和骨髓增殖性肿瘤基因检测标本的采集要求。

一、标本种类

分子水平诊断白血病主要针对特定的染色体易位和易位形成的融合基因,检测方法主要包括FISH、实时定量 PCR(RT - PCR)、基因芯片、高分辨率溶解曲线、高效液相色谱和测序等技术。根据不同的检测需求,建议采集适宜的标本,如对于血液恶性肿瘤,通常取患者的骨髓或外周血白细胞进行检测;对于实体肿瘤,虽然其病变位于局部,但肿瘤的生长过程亦伴有肿瘤细胞死亡,死亡肿瘤细胞内核酸可释放入组织间液及血液。因此,外周血也常作为肿瘤分子检测标本。

二、标本采集

(1) 白血病融合基因建议采集骨髓标本进行检测,如不能取得骨髓,也可采用外周血,一般采集量为骨髓 2～3 ml,或静脉血 5 ml,使用枸橼酸钠或 EDTA 抗凝。

(2) 神经母细胞瘤 $N - myc$ 基因扩增 FISH 检测标本采用石蜡包埋组织,将新鲜组织经固定、脱水、透明、浸蜡后包埋在石蜡内,密闭送检。

(3) 尤因肉瘤 EWS 基因检测适用标本包括新鲜肿瘤组织或石蜡包埋组织,外科手术切除的新鲜组织立即密闭送检或新鲜组织经固定、脱水、透明、浸蜡后包埋在石蜡内密闭送检。

(4) 淋巴瘤融合基因和骨髓增殖性疾病基因检测适用标本包括 EDTA 抗凝的全血或活检骨髓液。

(5) 各类标本的采集步骤,分别查看本书其他章节。

三、保存和运送

同本章第一节"常规核酸检测标本采集的基本要求"。

四、注意事项

(1) 当肿瘤基因突变发生于造血干细胞水平,突变负荷较低时,骨髓标本比外周血标本敏感性要高。

(2) 当肿瘤基因突变负荷低于最低检测限时,检测结果可能出现假阴性。

(孙祖俊)

第九章 医院院内感染监测标本的采集

医院环境(如地面、空气、拖把、抹布、床头柜、枕头、被面、空调机、水龙头、白大褂、键盘、呼吸机、内镜、消毒液等)均可能存在病原微生物,这些病原微生物可在患者之间、医患之间传播,当微生物传播达到一定程度时会增加医院院内感染概率。消毒与灭菌是通过物理或化学的方法消除或杀灭医疗器械、护理用品、人体皮肤、病区环境中的病原微生物,是预防医院院内感染发生与传播的重要措施之一。通过监测消毒与灭菌效果,可以判断消毒与灭菌是否达到要求。因此,医疗机构内从事院内感染监测的人员应经过专业培训,能够规范进行院感监测标本的采集、检测和评价,从而避免医院院内感染的发生。

第一节 环境空气消毒效果监测标本的采集

医院环境空气净化消毒的方法有很多,如通风、空气洁净技术、紫外线消毒、空气消毒器、化学消毒等,不同部门、不同情况下采取空气净化消毒的方法不同。无论采用哪种方法进行空气净化消毒,都应进行空气净化消毒效果的监测,判断是否满足要求。

一、监测部门

医院应对感染风险高的部门,如手术室、产房、导管室、层流洁净病房、骨髓移植病房、器官移植病房、重症监护病房、新生儿室、母婴同室、血液透析中心、烧伤病房的空气净化与消毒质量进行监测。

二、标本采集的基本要求

1. 采集方式

(1)沉降法:即自然沉降法,又称平板暴露法,是常用采样方法,一般用于未配备空气净化系统的房间采样以及洁净手术室或其他洁净用房的采样。

(2)浮游菌法:用空气采样器采样,按采样器操作说明书操作。浮游菌法仅用于洁净手术室或其他洁净用房。

2. 采集时间

(1) Ⅰ类环境在洁净系统自净后及从事医疗活动前采样。

(2) Ⅱ、Ⅲ、Ⅳ类环境在消毒或规定的通风换气后及从事医疗活动前采样。

3. 采集高度

与地面垂直高度为80～150 cm。

4. 监测频率

(1) 医院应对感染高风险部门至少每季度进行一次监测,各医院院感科也可根据自身需要采取每月进行监测;如果改变监测频率,不能低于国家标准。

(2) 洁净手术室及其他洁净场所在新建与改建验收时,以及更换高效过滤器后,都应进行监测。

(3) 遇医院感染暴发怀疑与空气污染有关时,随时进行监测,并进行相应致病微生物的检测。

5. 布点方法

采用自然沉降法采样时,根据环境类别、洁净室级别和面积进行布点采样。

1) 常规空气监测布点方法(未采用洁净系统的Ⅱ、Ⅲ、Ⅳ类环境)

(1) 室内面积≤30 m²,设一条对角线,上取3点,即中心一点、两端各距墙1 m处各取一点(图9-1)。

(2) 室内面积>30 m²,设两条对角线,取东、西、南、北、中5点,其中东、南、西、北点均距墙1 m(图9-2)。

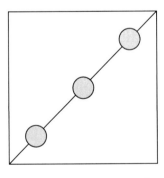

图9-1 室内面积≤30 m²
时布点方法

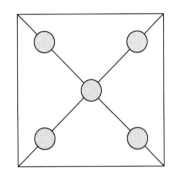

图9-2 室内面积>30 m²
时布点方法

2) 洁净室空气监测布点方法(Ⅰ类环境)

(1) 局部百级,周围千级(特殊洁净手术室):共放13个培养皿,其中手术区域5点,周边区8点(图9-3)。

(2) 局部千级,周围万级(标准洁净手术室):共放9个培养皿,其中手术区域3点,周边区6点(图9-4)。

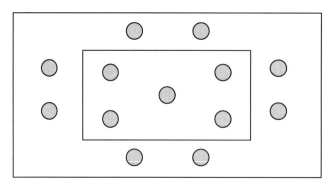

图 9-3 局部百级,周围千级布点方法

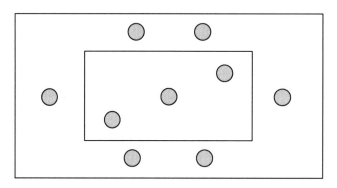

图 9-4 局部千级,周围万级布点方法

(3) 局部万级,周围 10 万级(一般洁净手术室和准洁净手术室):共放 7 个培养皿,其中手术区域 3 点,周边区 4 点(图 9-5)。

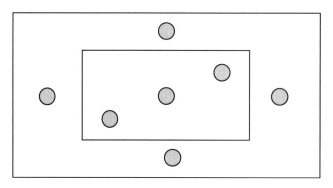

图 9-5 局部万级,周围 10 万级布点方法

(4) 30 万级:

① 面积>30 m² 布放 4 点(图 9-6)。

② 面积≤30 m² 布放 2 点(图 9-7)。

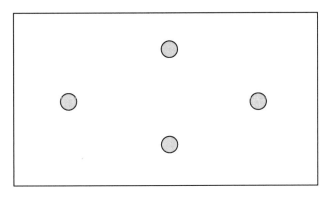

图 9-6　30 万级,面积＞30 m² 时布点方法

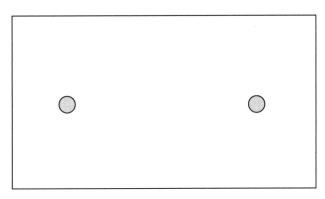

图 9-7　30 万级,面积≤30 m² 时布点方法

三、标本采集和结果判断标准

1. 采集方法和送检

(1) 采集物品准备:普通营养琼脂平皿(直径 90 mm)、记号笔、监测单。

(2) 采样前关好门窗,在无人走动的情况下,静止 10 min 后采样。

(3) 根据情况,采取合适的布点方法,在普通营养琼脂平皿(直径 90 mm)上做好每个布点标记,将平皿放置在各采样点,打开平皿盖,扣放于平皿旁,在采样点暴露 5～30 min,暴露规定时间后,盖上平皿盖,及时送至实验室。

(4) 送检时间不宜超过 4 h;不能立即送检的标本 0～4℃保存,不宜超过 24 h。

(5) 将送检平皿置 36℃恒温培养箱培养 48 h,计数菌落数。若怀疑与医院感染暴发有关时,应进行目标微生物检测。

2. 结果判断和报告

(1) 报告方式:沉降法按平均每皿的菌落数报告:菌落形成单位(cfu)/(皿·暴露时间)。

(2) 不同区域采样点暴露时间不同,结果判断标准不同(表 9-1)。

表 9 - 1 不同类别环境结果判断标准

等级	环境类别	结果判断标准	
		细菌总数（cfu/皿）	致病菌
Ⅰ	洁净手术室	见表 9 - 2	不得检出金黄色葡萄球菌、溶血性链球菌
	其他洁净场所	≤4 cfu/（90 皿 · 30 min）	
Ⅱ	普通手术室、产房、婴儿室、新生儿室、普通保护性隔离病房、供应室无菌区、烧伤病房、重症监护病房	≤4 cfu/（90 皿 · 15 min）	不得检出金黄色葡萄球菌、溶血性链球菌
Ⅲ	儿科病房、妇产科检查室、注射室、换药室、治疗室、供应室清洁区、急诊室、检验科、各类普通病房和房间	≤4 cfu/（90 皿 · 5 min）	不得检出金黄色葡萄球菌、溶血性链球菌
Ⅳ	感染性疾病科门诊和病区	≤4 cfu/（90 皿 · 5 min）	不得检出金黄色葡萄球菌、溶血性链球菌

（3）洁净手术室的等级标准：洁净手术室分为 4 个等级，并以空气洁净度级别作为必要保障条件。在空态或静态条件下，细菌浓度都必须符合划级标准（表 9 - 2）。

表 9 - 2 洁净手术室的等级标准

等级	手术室名称	空气洁净度级别		沉降法细菌最大浓度	
		手术区	周边区	手术区	周边区
Ⅰ	特别洁净手术室	5 级（百级）	6 级（千级）	0.2 cfu/（90 皿 · 30 min）	0.4 cfu/（90 皿 · 30 min）
Ⅱ	标准洁净手术室	6 级（千级）	7 级（万级）	0.75 cfu/（90 皿 · 30 min）	1.5 cfu/（90 皿 · 30 min）
Ⅲ	一般洁净手术室	7 级（万级）	8 级（10 万级）	2 cfu/（90 皿 · 30 min）	4 cfu/（90 皿 · 30 min）
Ⅳ	准洁净手术室	8.5 级（30 万级）		6 cfu/（90 皿 · 30 min）	

（4）洁净辅助用房判断标准：需无菌操作的实验室（Ⅰ级）、体外循环灌注准备室（Ⅱ级）、手术室辅助用房（Ⅲ级），手术室二更及清洁走廊（Ⅳ级）等，根据用途不同，也有空气洁净度的要求（表 9 - 3）。

表 9 - 3 洁净辅助用房判断标准

等级	空气洁净度级别	沉降法细菌最大浓度
Ⅰ	局部 5 级（百级），其他区域 6 级（千级）	局部集中送风区域 0.2 个/（90 皿 · 30 min）其他区域 0.4 个/（90 皿 · 30 min）

（续表）

等级	空气洁净度级别	沉降法细菌最大浓度
Ⅱ	7级（万级）	1.5 cfu/（90 皿·30 min）
Ⅲ	8级（10万级）	4 cfu/（90 皿·30 min）
Ⅳ	8.5级（30万级）	6 cfu/（90 皿·30 min）

3. 注意事项

（1）标本采集人员要穿戴一次性隔离衣、口罩、帽子、手套和一次性鞋套。

（2）洁净手术室送风口集中布置时，应对手术区和周边区分别检测；如送风口分散布置时，全室统一检测，采样点可均布，不应布置在送风口正下方。

（3）洁净手术室采样点可布置在地面上或不高于地面80 cm的任意高度上，手术区域放置在四角的平皿应离手术区边缘12 cm，培养皿放置30 min。

（4）放置培养皿时，从平面中最靠里的房间布置，依次向外，最后人员撤出。每间房也是从房间最靠里的地方开始布置，最后布置门附近的点，然后人员撤出。

（5）打开平皿盖时，严禁手、头等从培养皿上方越过，动作要轻，避免产生污染。

（6）收取培养皿时，顺序与放置培养皿时相反，从最外边的房间开始收，每间房从最靠门的培养皿开始收，最先布置的最后收。

（7）平皿暴露时间：

① Ⅰ类环境，暴露30 min。

② Ⅱ类环境，暴露15 min。

③ Ⅲ、Ⅳ类环境，暴露5 min。

（8）计算生长菌落数的平均值应四舍五入，进位到小数点后1位。

4. 拒收标准

（1）平皿无采样点标记和标识。

（2）运送时间过长。

（3）平皿盖未盖好。

（4）送检容器破碎。

第二节　医务人员手卫生监测标本的采集

医务人员在为患者提供诊疗服务时，每一项诊疗技术、护理操作，都是通过手来完成的，医务人员手部携带的细菌，也可能成为医院感染的主要致病源。医务人员如果不注意手卫生，不仅不能达到治病救人的目的,反而会成为传播致病菌,引发医院感染乃至危及患者生命的重要媒介。

一、监测的医务人员范围

医院应对手术室、产房、导管室、洁净层流病区、骨髓移植病区、器官移植病区、重症监护病房、新生儿室、母婴同室、血液透析中心(室)、烧伤病区、感染性疾病科病区、口腔科、内镜中心(室)等部门工作的医务人员进行手卫生消毒效果的监测。

二、标本采集的基本要求

1. 采样时间

采取手卫生后,在接触患者或从事诊疗操作前采样。

2. 监测频率

(1)至少每季度一次,各医院院感科也可根据自身需要采取每月进行监测;如果改变监测频率,不能低于国家标准。

(2)当怀疑医院感染暴发与医务人员手卫生有关时,应及时进行监测,采样时机为工作中随机采样。

三、标本采集和结果判断标准

1. 采集方法和送检

(1)采集物品准备:无菌棉签、无菌试管、记号笔和监测单。

(2)被检者洗手并手消毒。

(3)采样者将浸有无菌 0.03 mol/L 磷酸盐缓冲液或生理盐水采样液的棉拭子 1 支,在被检者双手曲面(手心面)从指跟到指端来回涂擦各 2 次(一只手涂擦面积约 30 cm²),并随之转动采样棉拭子,采样完后,剪去手接触部位,将棉拭子放入有 10 ml 采样液的试管内,做好标记,及时送检。

(4)不能立即送检的标本置于 0~4℃保存,不宜超过 24 h。

(5)将采样管充分振荡后,取不同稀释倍数的洗脱液 1.0 ml 接种平皿,将冷却至 40~45℃的熔化营养琼脂培养基每皿倾注 15~20 ml,36℃恒温箱培养 48 h,计数菌落数。必要时,分离致病性微生物。

2. 结果判断标准

1)报告方式

医务人员手菌落总数(cfu/cm²)。

2)结果判断标准

(1)卫生手消毒,监测的细菌菌落总数应≤10 cfu/cm²。

(2)外科手消毒,监测的细菌菌落总数应≤5 cfu/cm²。

3. 注意事项

（1）标本采集人员要穿戴一次性隔离衣、口罩、帽子、手套和一次性鞋套。

（2）若采样时手上有消毒剂残留，采样液应含相应中和剂。

（3）怀疑医院感染暴发或疑似与医务人员手卫生有关时，应进行目标微生物检测。

4. 拒收标准

（1）容器无采样标记。

（2）运送时间过长。

（3）试管盖未盖好。

（4）送检容器破碎。

第三节　环境物体表面消毒效果监测标本的采集

医院环境物表（包括病房地面、拖把、患者床头柜、枕头、被面、水龙头、治疗车等）可能存在病原菌，并因抗菌药物的大量应用，使病原菌的耐药性增强；耐药菌一旦出现则很难清除。存在于土壤中的厌氧菌，如梭状芽孢杆菌和曲霉可随翻土飞扬于空气中；嗜肺军团菌常常隐藏在空调机的冷凝水部位。为防止医院内感染的发生，须对医院环境物表消毒效果监测。

一、监测范围和物体表面类型

1. 监测范围

（1）Ⅰ、Ⅱ类区域物体表面：包括洁净手术室、其他洁净场所、非洁净手术室、非洁净骨髓移植病房、产房、导管室、新生儿室、器官移植病房、烧伤病房、重症监护室、血液病病房等。

（2）Ⅲ、Ⅳ类区域物体表面：包括儿科病房、母婴同室、妇产科检查室、人流室、治疗室、注射室、换药室、输血科、消毒供应中心、血液透析中心、急诊室、检验科、各类普通病房、感染性疾病科门诊和病房等。

2. 物体表面类型

应监测地面、墙面、治疗车、床栏、床头柜、门把手、灯开关、水龙头等频繁接触的物体表面。

二、标本采集的基本要求

1. 采集时间

（1）潜在污染区、污染区消毒处理后 4 h 内采样。

（2）怀疑与医院感染暴发有关时及时采样。

（3）清洁区根据现场情况确定。

2. 监测频率

(1) 至少每月 1 次。

(2) 当怀疑医院感染暴发与物表有关时,应及时进行监测,采样时机为工作中随机采样。

3. 采集面积

(1) 被采表面<100 cm²,取全部表面。

(2) 被采表面≥100 cm²,取 100 cm² 表面。

三、标本采集和结果判断标准

1. 采集方法和送检

(1) 准备好采集物品,采集物品包括无菌规格板、无菌棉签、无菌试管、记号笔、监测单等。

(2) 用 5 cm×5 cm 灭菌规格板,放在被检物体表面。用浸有无菌 0.03 mol/L 磷酸盐缓冲液或生理盐水采样液的棉拭子 1 支,在规格板内横竖往返各涂抹 5 次,并随之转动棉拭子,连续采样 4 个规格板面积,剪去手接触部分,将棉拭子放入装有 10 ml 无菌采样液的试管中,做好标记,及时送检。

(3) 门把手等小型物体则采用棉拭子直接涂抹物体采样,做好标记,及时送检。

(4) 将采样管充分振荡后,取不同稀释倍数的洗脱液 1.0 ml 接种平皿,将冷却至 40~45℃ 的熔化营养琼脂培养基每皿倾注 15~20 ml,36℃ 恒温箱培养 48 h,计数菌落数。必要时,分离致病性微生物。

2. 结果判断标准

1) 报告方式

物体表面细菌菌落总数(cfu/cm²)。

2) 结果判断标准

(1) Ⅰ、Ⅱ类区域物体表面细菌菌落总数≤5 cfu/cm²。

(2) Ⅲ、Ⅳ类区域物体表面细菌菌落总数≤10 cfu/cm²。

3. 注意事项

(1) 标本采集人员要穿戴一次性隔离衣、口罩、帽子、手套和一次性鞋套,严格执行无菌操作。

(2) 采样时,由近及远采样,不能跨越采样区域,避免采样过程中造成污染。

(3) 采样时,记录采样面积,便于结果计算,5 cm×5 cm 灭菌规格板每板采样面积为 25 cm²。

(4) 若采样时,采样物体表面有消毒剂残留,采样液应含相应中和剂。

(5) 怀疑医院感染暴发或疑似与物表有关时,应进行目标微生物检测。

4. 拒收标准

(1) 容器无采样标记。

(2) 运送时间过长。

(3) 容器盖未盖好。

(4) 送检容器破碎。

第四节　其他消毒和灭菌效果监测标本的采集

做好消毒、灭菌工作是预防和控制医院感染极为重要的环节,使用中的消毒液染菌量监测、医疗器械的消毒和灭菌效果监测,以及压力蒸汽灭菌效果监测等对判断消毒、灭菌效果,确保患者医疗安全及控制院内感染起着重要的作用。

一、使用中消毒液染菌量监测

1. 基本要求

1)采样时间

有效期内的消毒剂在使用中时。

2)采样频率

(1)使用中的消毒剂每季度进行监测,灭菌剂每月进行监测。

(2)当怀疑医院感染暴发时,随时采样。

2. 标本采集和送检

(1)采集物品准备:1 ml(或5 ml)无菌注射器(或无菌刻度吸管)、无菌试管、酒精灯、记号笔、监测单。

(2)标本采集和送检:用无菌注射器按无菌操作方法吸取1.0 ml被检消毒液,加入9 ml中和剂中混匀,做好标记,及时送检,不超过4 h送检。

(3)常用消毒剂所使用的中和剂参见表9-4。

表9-4　常用消毒剂所使用的中和剂

常用消毒剂类型	中和剂
醇类、酚类消毒剂	用普通营养肉汤中和
含氯消毒剂、过氧化物消毒剂	用含0.1%硫代硫酸钠中和剂
氯己定、季铵盐类消毒剂	用含0.3%吐温80和0.3%卵磷脂中和剂
醛类消毒剂	用含0.3%甘氨酸中和剂
含有表面活性剂的各种复方消毒剂	在中和剂中加入吐温80至3%
	也可使用该消毒剂消毒效果检测的中和剂

(4)用无菌吸管吸取一定稀释比例的中和后混合液1.0 ml接种平皿,将冷至40~45℃的熔化营养琼脂培养基每皿倾注15~20 ml,36℃恒温箱培养72 h,计数菌落数。必要时,分离致病性微

生物。

3. 结果判断标准

1）报告方式

消毒液染菌量（cfu/ml）。

2）结果判断标准

（1）使用中的灭菌用消毒液：无菌生长。

（2）使用中的皮肤黏膜消毒液：染菌量≤10 cfu/ml。

（3）其他使用中的消毒液：染菌量≤100 cfu/ml。

二、消毒或灭菌医疗器材微生物监测

1. 基本要求

1）采样时间

在消毒或灭菌处理后，器材存放有效期内采样。

2）采样频率

（1）消毒后直接使用的物品，每季度监测。

（2）灭菌医疗器械每月监测。

（3）植入物的灭菌监测每批次进行生物监测。

3）监测物品抽样

每次选择有代表性的物品3～5件进行监测。

2. 标本采集和送检

1）灭菌医疗器材监测标本的采集和送检

（1）可用破坏性方法取样的医疗用品，如一次性输液（血）器、注射器和注射针等按照《中华人民共和国药典》中"无菌检查法"进行。

（2）对不能用破坏性方法取样的医疗器材，在环境洁净度10 000级下的局部洁净度100级的单向流空气区域或隔离系统中，用浸有无菌生理盐水采样液的棉拭子在被检物体表面往返涂抹，并随之转动采样棉拭子，采样完毕，剪去手接触部分，将棉拭子放入含无菌生理盐水的试管内，做好标记，立即送检。被采表面<100 cm²，取全部表面；被采表面≥100 cm²，取100 cm²。

（3）将采样管充分振荡后，取洗脱液1.0 ml接种平皿，将冷却至40～45℃的熔化营养琼脂培养基每皿倾注15～20 ml，36℃恒温箱培养48 h，计数菌落数。必要时，分离致病性微生物。

2）消毒医疗器材监测标本的采集和送检

（1）可整件放入无菌试管的，用洗脱液浸没后震荡30 s以上，取洗脱液1.0 ml接种平皿，将冷至40～45℃的熔化营养琼脂培养基每皿倾注15～20 ml，36℃恒温箱培养48 h，计数菌落数。必要时，分离致病性微生物。

（2）可用破坏性方法取样的医疗器材，在100级超净工作台称取1～10 g样品，放入装有10 ml

采样液的试管内进行洗脱,取洗脱液 1.0 ml 接种平皿,计数菌落数。必要时,分离致病性微生物。

(3) 不能用破坏性方法取样的医疗器材,在 100 级超净工作台,用浸有无菌生理盐水采样液的棉拭子在被检物体表面往返涂抹,并随之转动采样棉拭子。采样完毕,剪去手接触部分,将棉拭子放入含无菌生理盐水的试管内,做好标记,立即送检。被采表面<100 cm²,取全部表面;被采表面≥100 cm²,取 100 cm²。取洗脱液 1.0 ml 接种平皿,将冷至 40~45℃的熔化营养琼脂培养基每皿倾注 15~20 ml,36℃恒温箱培养 48 h,计数菌落数。必要时,分离致病性微生物。

(4) 消毒后内镜,采用无菌注射器抽取 50 ml 含无菌生理盐水或含相应中和剂的洗脱液,从待检内镜活检口注入冲洗内镜管路,从活检口收集全量液体于一次性无菌容器中,做好标记,立即送检。将洗脱液充分混匀,取洗脱液 1.0 ml 接种平皿,将冷却至 40~45℃的熔化营养琼脂培养基每皿倾注 15~20 ml,36℃恒温箱培养 48 h,计数菌落数。将剩余洗脱液在无菌条件下采用滤膜(0.45 μm)过滤浓缩,将滤膜接种于凝固的营养琼脂平板上(注意不要产生气泡),置 36℃温箱培养 48 h,计数菌落数。

3. 结果判断标准

1) 报告方式

菌落总数(cfu/件或 cfu/cm²)。

2) 结果判断标准

(1) 灭菌器材应无菌生长。

(2) 消毒后器材细菌总数小于 20 cfu/件(cfu/cm²),不能检出致病菌。

三、压力蒸汽灭菌效果监测(生物监测)

1. 基本要求

(1) 采样时间:高压灭菌后。

(2) 采样频率:每月监测 1 次,消毒供应中心每周 1 次。

(3) 压力蒸汽灭菌效果的监测,包括物理监测法、化学监测法、生物监测法和 B-D 测试(Bowie-Dick 测试)。

2. 标准生物测试包制作和送检

1) 标准指示菌株

嗜热脂肪杆菌芽孢,菌片含菌及抗力符合国家有关标准。

2) 标准测试包制作

(1) 由 16 条 41 cm×66 cm 的全棉手术巾制成。

(2) 标准测试包制作:将每条手术巾的长边先折成 3 层,短边折成 2 层,然后叠放,制成 23 cm×23 cm×15 cm 的测试包。

(3) 标准生物测试包制作:将至少 1 个标准指示菌片装入灭菌小纸袋内或至少 1 个自含式生物指示剂,置于标准测试包的中心部位。

（4）按照国家规范，分别将测试包放于压力蒸汽灭菌容器内不同位置，并设阳性对照和阴性对照。经高压灭菌后取出，立即送检。如果一天内进行多次生物监测，且生物指示剂为同一批号，则只设一次阳性对照。

3）培养方法

经一个灭菌周期后，在无菌条件下取出标准测试包的指示菌片，投入溴甲酚紫葡萄糖蛋白胨水培养基中，经 56℃ 培养 7 天（自含式生物指示剂按产品说明书执行），观察培养结果。

采用快速压力蒸汽灭菌程序灭菌时，可直接将一支生物指示剂，置于空载的灭菌器内，经一个灭菌周期后取出，规定条件下培养，观察结果。

3. 结果判断标准

（1）报告方式：灭菌效果合格或不合格。

（2）结果判断标准：生物指示剂不变色（呈紫色）为阴性，变色（呈黄色）为阳性。灭菌判断标准参见表 9-5。

表 9-5　压力蒸汽灭菌效果监测（生物监测）判断标准

	阳性对照组	阴性对照组	试验组	灭菌效果
培养结果	阳性	阴性	阴性	合格
培养结果	阳性	阴性	阳性	不合格

注：不合格时，应进一步鉴定试验组阳性的细菌是否为指示菌或污染所致。

4. 注意事项

嗜热脂肪芽孢杆菌测试管的使用严格按说明书要求操作。

（陶　红）

第十章　临床标本的物流运送规范

临床标本运送规范与否关乎检验前环节的质量与安全。实验室应制订标本包装和运送的文件化程序，以规范运送流程、监控运送过程，确保标本在符合法律法规和实验室规定的条件下，安全、及时地送达实验室，且能保证检测物质的稳定性。同时，在标本运送过程中，可充分引入自动化、信息化与智能化技术，以提高运送效率，减少差错。

第一节　标本运送的基本要求

临床标本从离体到实验室接收需经历运送环节，实验室应制定文件确保运送过程不对运送方、公众及接收方造成伤害，标本应在规定的时间和温度范围内运送，且符合国家和地方的法律法规要求。作为区域医学检验中心，临床标本运送则由院内延伸至院间，战线进一步拉长，其运送要求更高、更严。

一、标本运送方式

同一标本不同的运输方式可能对结果造成影响，区域医学检验中心和各医院实验室应选择合适的运输方式，最大限度减少检验前误差。目前，我国大多数医院标本转运采用人工方式进行，具有低成本、操作灵活的特性，但难免存在操作不规范、运送超时以及生物安全隐患等不足。随着科技的发展，部分医院已开始采用轨道式物流传输系统、气动物流传输系统、自动导引运输车、机器人以及无人机运送标本。

1. 医院内部人工方式运输

人工运输是当前医院最传统、最普遍的标本运送方式，其具有灵活、低成本的特点。人工运输一般是由临床科室首先电话发布任务，再由调度中心电话、对讲机向运送人员派送任务，完成运送任务后运送人员记录相关运送信息。

除门诊患者自行采集的某些标本允许患者自行送往实验室外，其他标本采集后应由经过专门培训的医护人员或护工运送，并得到实验室负责人授权。运送人员应具备一定的专业知识，保证运输过程中标本质量不影响检测结果，及时运送至实验室；保证标本运输中的安全性，发生意外时有安全处置措施。

2. 医院内部非人工方式运输

随着科技的发展，医院内部标本运输逐步引入轨道式物流传输系统、气动物流传输系统、自动导引运输车、机器人等非人工方式，其结合了自动化与信息化技术，具备高效、快速和节省人力的特点。但以上自动运输系统也存在一定的不足，实验室应合理选择，联合多种方式规避其缺陷。例如，气动运输因其加速和减速很快，可能造成标本剧烈振荡，对氧分压、乳酸脱氢酶、钾、血浆血红蛋白和酸性磷酸酶等项目会产生较大影响；对于须保持体温运送的标本如冷球蛋白和冷凝集素，不适合气动运输，人工运送则应作为补充方式。此外，采用自动运输系统时，设备应有故障自动报警系统，实验室能全程监控标本运送状态，能及时察觉和排除故障；运输设备运行的路线应符合院感和安全要求，清洁物资与具有潜在污染性的标本应有效分隔。

3. 院外标本运输

临床标本在辖区医院之间、跨地域运送时，由于路线长，往往要借助合适的交通工具才能完成。此处的运送人员称之为物流人员，须经过系统的培训与考核合格后方可上岗，并具备突发事件处置能力。物流人员一般负责标本接收、运送和车辆驾驶，人员配置原则上应不低于运送线路数量的N＋1人，且物流人员路线和组成应相对固定。院外标本运送往往需要借助一种或多种交通工具进行，并配备专用标本运送存贮箱、温度监测、定位等设备。院外标本运输方式一般包括公路运输、铁路运输、航空运输、水路运输、专用管道运输等，运送中均应特别注意包装、运输条件和紧急处理措施。

无人机运输属于航空运输的一种，目前在行业内尚未得到普及，使用规范各地不尽相同，本节从以下几方面对无人机的使用作出要求，供同行参考。

（1）无人机物流配送应经过中国民航局、战区以及当地相关部门批准。

（2）路途中应设置紧急备降点，如遇到突发情况，便于降落到备降点。

（3）无人机整个运输过程中应全程监控。应有用于记录、回放和分析飞行过程的飞行数据记录系统，且数据至少保存1个月，以便出现坠机情况时能迅速查找到无人机所有者或操作者信息。

（4）无人机标本运载箱应具有防爆功能。标本的装载箱也应具有防爆功能，且具备冷链监测与数据上传系统。标本采集管应尽量避免使用玻璃容器，以防止标本意外摔碎。应制订完善的应急预案，标本转运应严格按照生物安全管理规范进行操作与运输。

（5）应由具备安全运行资质的公司来承担无人机物流配送。无人机应由专人操作，上岗前需先经过学习掌握一定的理论知识和模拟训练技能，取得相应的资格证。操控人员应当能够随时控制无人机。对于使用自主模式的无人机，无人机操控人员必须能够随时操控。

（6）无人机操控人员应提前了解限制区域的划设情况，不得进入未经批准的限制区以及危险区，不得突破障碍物控制面、飞行禁区等。禁止在障碍物背面飞行，以减少操作不可控性，若违反相关法律规定将自行承担相关责任。

（7）使用过程必须充分考虑到飞行过程控制器与无人机信号连接中断导致的危害性,避免在信号塔、军用基地附近等使用,避免信号中断,导致意外事件。

（8）任何人员在操作无人机时需要提前评估并根据事件情况进行设计,以免危及他人的生命或财产安全。当飞行操作危害到空域的其他使用者、地面上人身财产安全或不能按照安全飞行要求的,应当立即停止飞行活动。操作者必须将航路优先权让与其他民用及军事航空器。

（9）无人机操控人员在饮用任何含酒精的液体之后的8 h内,或处于酒精作用之下,或者受到任何药物影响,或者其工作能力对飞行安全造成影响的情况下,不得驾驶无人机。

二、标本运送路线

医院内标本的运送路线选择应符合院感要求,感染科标本的运送应设计专用路线,避免交叉污染。对于跨院区、跨地域临床标本的转运,运输线路选择依据应考虑标本因素、交通因素、运输速度和路程、运输能力和密度、运输成本、运输时间、运输频次、急诊需求等。运输线路选择原则应遵循路线最短、费用最小和动态性原则。当涉及长距离或偏远山区标本转运时,可考虑建立中转站,配备充足的蓄冷材料和冰箱。

三、标本包装

临床标本运送时,应遵守相关外包装规定,唯一性标识,并正确放置,做到既不影响待测物检测,又能保证包装在运送中能经受振荡、压力变化,防止标本泄露造成污染。

（1）在感染性及潜在感染性标本运输中,应选择三层包装系统:第一层为装载标本的内层容器(如试管),应防水、防漏和贴上指示内容物的适当标签,内层容器外边应包裹足量的吸水性材料,以防内层容器破损或洒漏时,能吸收溢出的全部液体;第二层容器为防水、防漏的辅助包装容器(如标本运输罐),用来包裹并保护内层容器,有些包装好的内层容器可以放在独立的第二层包装中;第三层包装是外层包装(如塑料外箱),用于保护第二层包装在运送中免受物理性损坏。

（2）有些标本在运送时会使用一次性医用标本密封袋,由密封口层和折叠层构成,正面一般包含生物危害标识、标本信息(普检/急诊、采集时间、条形码、数量等)栏、颜色区分标识、注意事项和使用方法等信息,并支持用记号笔勾选室温、冷冻、冷藏保存条件。对于附带纸质申请单的标本,密封袋应遵循标本与申请单隔开原则,每份标本独立使用密封袋包装。标本管贴条形码密闭后放入密封口层,申请单根据大小不同折叠后放入折叠层,并尽量将受检者名字一面朝外。

（3）对于非高致病性且申请单信息已条形码化的标本,运送时应垂直放置在专用标本架上,通过专用转运箱运送,运送中应减少颠簸与振荡,防止标本洒漏、污染和溶血。

四、标本运送及时性与温度要求

临床标本采集后应及时送至实验室,尤其是急诊和有特殊要求的标本。如果标本采集处温度超过22℃,不及时送检会导致分析物稳定性遭到破坏,以致检测结果出现误差。对于晨起批量采集的标本,应充分考虑采样与送检之间的间隔时间,保证标本及时送检。

当标本有温度范围要求时,应确保标本在运送途中置于合适的转运设施中,同时在运送中全程监测温度的变化,如温度超出控制范围,应及时采取措施,避免影响标本质量。一般普通血清类标本可采取 4～8℃冷藏环境转运;微生物检验标本需要在室温条件下运送,以免冷藏致某些微生物死亡。原则上,标本在离体 2 h 内务必运送至实验室,易受温度影响的检测项目应立即送检或采取特殊措施运送。例如,血气分析的室温稳定时间＜15 min,采集后应即刻送检,如不能在 15 min 内送检,应置于冰水中保存(注意切勿用冰块,避免红细胞破坏溶血),运送时间建议不超过 1 h。尿标本采集后应在 2 h 内完成检验,如尿标本不能及时完成检测,则宜置于 4～8℃条件下保存,但不能超过 6 h(微生物学检查标本在 24 h 内仍可进行培养)。粪便标本采集后,应在 1 h 内完成检测,否则可因酸碱度及消化酶等影响而使粪便细胞成分破坏分解;做原虫阿米巴滋养体检验应立即送检,冬季需采取保温措施。精液采集后立即于 20～37℃条件下保温,并在 1 h 内送检。

区域医学检验中心应与物流人员达成协议,确保急诊和有特殊要求的标本采集后能立即送检。对于普通标本,在确保检测质量前提下,可采取不同的运送频次:①每日间隔一定时间多次运送标本至检验中心;②根据一级、二级、三级医院及专科特色,确定不同的运送频次,如一级医院每日 1 次,二级以上医院每日 2 次,标本量大或有特殊情况的医院每日 3 次或酌情增加;③每周固定检测时间的特殊项目标本则随检测周期确定运送频次。

五、专用标本运输存储箱

为避免标本运送中发生丢失、污染、过度振荡、容器破损、唯一性标识丢失或混淆以及高温、低温或阳光直射等情况导致的标本变质,实验室应规定使用合格的专用标本运输存储箱。

标本运输存贮箱根据用途不同可分为 A 类转运箱、B 类转运箱、精液转运箱、塑料收纳箱、泡沫箱等,运送中根据温度要求配备一定量的蓄冷剂(如冰袋、冰盒等)。随着技术的发展,前 3 种转运箱可搭载自动制冷制热与监测技术、温湿度传感器技术、智能锁技术、全球定位系统技术、通用分组无线业务技术、二维码技术等,支持手机端和后台控制转运箱的开启与关闭,非授权人员无法开启,且工作人员可以实时看到温湿度信息、标本信息、位置信息、操作者信息等。

A 类转运箱主要用于高致病性病原微生物菌(毒)种标本的转运,由箱体、温度探头及电子温度显示、密封罐、蓄冷剂、吸附材料、试管架、托盘/隔板、生物安全标识、背带等构成。B 类转运箱适用于除 A 类生物标本以外的病原微生物菌(毒)种、临床血液、体液诊断标本等的运送。精液专用转运箱用于对恒温有要求的精液标本进行保温运输,其一般采用主动式控温方式达到精液恒温要求。对于医院内部科室间普通标本的转运,由于部门众多,考虑到经济性和便捷性,往往会选用塑料收纳箱转运标本。泡沫箱运输适用于跨区域快递方式运输标本,其一般由聚苯乙烯泡沫材料制成,可根据需要配合蓄冷材料使用,加厚的泡沫箱可以达到专用冷藏箱同样的冷链运输效果,同时具有比重轻、耐冲击、易成型、价格低廉、用途广泛等优点,但也存在蓄冷时间短、一次性使用污染环境等不足。

实验室不论使用哪种转运箱,都要有明确的生物危害标识,并符合医院感染管理部门、卫生主管部门、法律法规和行业规范要求。在标本运送中,转运箱应固定并朝上放置,不可倾斜、颠倒和抛接。

六、病原微生物标本的运送要求

病原微生物标本的运送应根据《中华人民共和国传染病防治法》《病原微生物实验室生物安全管理条例》和《可感染人类的高致病性病原微生物菌(毒)种或标本运输管理规定》等有关法律法规执行,以加强病原微生物标本的运输及保存管理,确保病原微生物标本运输及保存安全。本章涉及的非高致病性病原微生物标本是指医疗卫生、科研和教学等专业机构在从事疾病预防、传染病监测、临床检验、科学研究及生产生物制品等活动所采集的含有病原微生物的人和动物血液、体液、组织、排泄物、培养物等物质,以及食物和环境标本等。高致病性病原微生物标本是指在《人间传染的病原微生物名录》中规定的第一类、第二类的病原微生物标本。《人间传染的病原微生物名录》中要求按 A 类包装的第三类病原微生物标本、疑似高致病性病原微生物标本以及在特定情况下由省部级以上卫生行政部门指定的病原微生物标本,均应按照高致病性病原微生物标本进行运输和保存。

1. 监督与备案管理

省部级卫生行政部门负责辖区病原微生物标本的运输及保存情况的监督管理。市、区县卫生行政部门负责辖区内各单位病原微生物标本运输及保存情况的监督管理,做好备案工作,定期开展检查。

2. 运输要求

(1)申请在省、自治区、直辖市行政区域内运输高致病性病原微生物标本的,由省、自治区、直辖市卫生行政部门审批。省级卫生行政部门应当对申请单位提交的申请材料及时审查,对申请材料不齐全或者不符合法定形式的,应当即时出具申请材料补正通知书;对申请材料齐全或者符合法定形式的,应当即时受理,并在 5 个工作日内做出是否批准的决定;符合法定条件的,颁发《可感染人类的高致病性病原微生物菌(毒)种或标本准运证书》;不符合法定条件的,应当出具不予批准的决定并说明理由。

(2)申请跨省、自治区、直辖市运输高致病性病原微生物标本的,应当将申请材料提交运输出发地省级卫生行政部门进行初审;对符合要求的,省级卫生行政部门应当在 3 个工作日内出具初审意见,并将初审意见和申报材料上报国家卫健委审批。国家卫健委应当自收到申报材料后 3 个工作日内做出是否批准的决定。符合法定条件的,颁发《可感染人类的高致病性病原微生物菌(毒)种或标本准运证书》;不符合法定条件的,应当出具不予批准的决定并说明理由。

(3)对于为控制传染病暴发、流行或者突发公共卫生事件应急处理的高致病性病原微生物标本的运输申请,省级卫生行政部门与国家卫健委之间可以通过传真的方式进行上报和审批;需要提交有关材料原件的,应当于事后尽快补齐。根据疾病控制工作的需要,应当向中国疾病预防控制中心运送高致病性病原微生物标本的,向中国疾病预防控制中心直接提出申请,由中国疾病预防控制中心审批;符合法定条件的,颁发《可感染人类的高致病性病原微生物菌(毒)种或标本准运证书》;不符合法定条件的,应当出具不予批准的决定并说明理由。中国疾病预防控制中心应当将审批情况于 3 日内报国家卫健委备案。

（4）申请单位应当凭省级以上卫生行政部门或中国疾病预防控制中心核发的《可感染人类的高致病性病原微生物菌(毒)种或标本准运证书》到民航等相关部门办理手续。通过民航运输的,托运人应当按照《中国民用航空危险品运输管理规定》(CCAR276)和国际民航组织文件《危险物品航空安全运输技术细则》的要求,正确进行分类、包装、加标记、贴标签并提交正确填写的危险品航空运输文件,交由民用航空主管部门批准的航空承运人和机场实施运输。如需由未经批准的航空承运人和机场实施运输的,应当经民用航空主管部门批准。

（5）高致病性病原微生物标本的出入境,按照国家卫健委和国家质检总局《关于加强医用特殊物品出入境管理卫生检疫的通知》进行管理。

（6）高致病性病原微生物标本的运输应由省部级卫生行政部门负责审批。未经批准,不得运输。针对肺结核、新冠病毒标本的跨院转运,应由检验申请单位(即标本采集方)到省部级卫生行政部门办理准运证,接收单位(检测机构)无须办理。在申请单位和接收单位之间多次运输相同品种高致病性病原微生物标本的,可以申请多次运输。多次运输的有效期为 6 个月;期满后需要继续运输的,应当重新提出申请。运输高致病性病原微生物标本的容器或包装材料应当达到国际民航组织《危险物品航空安全运输技术细则》规定的 A 类包装标准,符合防水、防破损、防外泄、耐高温、耐高压的要求,并应当印有国家卫健委规定的生物危险标签、标识、运输登记表、警告用语和提示用语,以及申请单位的名称、地址、联系人和联系电话等。

（7）非高致病性病原微生物标本在辖区内运输,应由标本所在单位向接收单位提出申请,获得接收证明后即可实施。非高致病性病原微生物标本的外部运输(包括单位与分部间运输)包装要求应使用专用的生物标本运送箱,应符合防水、防破损、防外泄、耐高温、耐高压的要求。运送箱应符合生物安全要求,专用、密闭并张贴生物安全标识。相关文件(如生物标本类别、编号、名称、数量、发送人和接收人的信息等)应放入防水袋中,并贴在辅助容器的外面。运输包装每次用毕须及时消毒处置。

（8）高致病性病原微生物标本在运输之前的包装以及送达后包装的开启,应当在符合生物安全规定的场所中进行。申请单位在运输前应当仔细检查容器和包装是否符合生物安全要求,所有容器和包装的标签以及运输登记表是否完整无误,容器放置方向是否正确,并在送达后与接收单位做好标本交接手续,留存运输交接记录。接收单位对不符合运输规范要求的病原微生物标本应拒绝接收,并按废弃物消毒规范消毒灭菌处置。由不规范运输造成的一切后果由申请单位承担。在运输结束后,申请单位应当将运输情况向原批准部门书面报告。

（9）单位间运输病原微生物标本,应当由专人专车护送,并在护送过程中采取相应的防护措施。不得通过公共交通工具运输。高致病性的病原微生物标本的护送人员不得少于 2 人,申请单位应当对护送人员进行相关的生物安全知识培训,并在护送过程中采取相应的防护措施。若高致病性病原微生物标本在运输过程中发生被盗、被抢、丢失、泄漏、车祸等意外事故（件），申请单位、护送人应当立即采取必要的应急措施，并在 2 h 内向省部级卫生主管部门汇报；发生被盗、被抢、丢失的，应立即向公安机关报告。

（10）开展病原微生物标本运输工作的单位应每年针对护送人员进行生物安全知识培训，护送人员需经培训且考核合格方能上岗。

（11）每年年底，各单位应将当年病原微生物标本的外部运输情况向所在市、区县卫生主管部门作书面汇报，并抄报所在市、区县卫生监督部门。

七、标本周转的信息化管理

标本周转一般经过采集、运输、接收、处理和保存等环节，其类似于快递包裹的发出、周转和接收过程，任何一个环节出现差错，都会影响全局。因此，实验室除了保证标本流转过程中的性能质量与生物安全外，还应对整个流转过程进行信息化跟踪管理。

作为区域医学检验中心，一个完整的标本追踪过程包括当地医院标本检验申请、院内条形码打印/绑定、院内标本采集、院内标本送检交接、院内检验科接收/拒收、院内与区域物流人员送出交接、区域物流轨迹与时效提醒、检验中心接收/拒收、检验中心标本分发/分杯/前处理、检验中心标本检测、检验中心审核结果、检验中心危急值报告、检验后标本存档、检测后标本销毁、报告打印环节。标本全程追踪是确保标本溯源性和稳定性的有效措施，区域医学检验中心和各医院实验室均应借助信息管理系统，构建贯穿全流程的追踪系统。为确保全流程规范，可通过信息化手段设置关卡（即上一步未执行则下一步无法继续），强制要求各节点工作人员规范执行每一步，禁止走捷径跳过规定的节点。

为防止信息系统故障，标本流转各节点建议纸质记录和电子记录同步进行，达到"双保险"作用。此外，标本标签包含必要的受检者信息与项目信息、区域物流人员使用交接三联清单、工作日志、批量标本使用一个打包码流转等也是加强标本周转管理的举措。

第二节　标本的接收、拒收与让步

临床标本经过运送后，各医院检验科往往负责接收院内标本，区域医学检验中心接收各医院检验科送出的标本，而区域物流人员则扮演着标本接收方与运送方的双重身份。区域医学检验中心和各医院检验科应制订临床标本接收或拒收的程序，并与医务科、护理部、体检中心及临床科室沟通后形成文件，做到有据可依。

一、临床标本的可追溯性

任何一份原始样品要求能够追溯至患者，部分标本（如分杯、制片、抽提等操作后）可以追溯至原始样品。标本是否可追溯可通过标本容器上的唯一性标识（如条形码、住院号或申请号等）识别，对于无法追溯的标本原则上应拒收，但对于特殊、不宜再次获得的标本，应启动让步检验处理程序。

二、临床标本接收与拒收

由于受检者的准备、标本采集及运送过程的影响，实验室接收标本时会遇到各种不符合检测要求的临床标本。为了保证检测质量，区域医学检验中心和各医院检验科应建立标本接收和拒收标准与记录，并有不合格标本处置流程。

1. 标本接收标准

在接收标本时，主要核查的要素包括但不限于以下几点。

（1）标本外包装和运送温度等条件符合要求。

（2）标本使用的容器正确，且无破损。

（3）标本有唯一性标识，且正确无误。

（4）申请的检验项目与标本相符。

（5）标本的外观及标本量符合规定要求，无溶血、血清无乳糜状、抗凝血中无凝块等。

（6）微生物培养的标本无被污染的可能。

（7）标本的采集时间、采集到接收时间之间的间隔符合实验室规定。

2. 标本拒收标准

区域医学检验中心和各医院检验科制订的标本拒收标准至少包括以下内容。

（1）唯一性标识：标本信息不全，唯一性标识错误、不清楚、脱落或丢失，或条形码与其他标本重复。

（2）标本类型：申请的检验项目与标本类别不相符。

（3）标本容器：标本容器有破损或管盖松动导致标本泄露；错误使用标本容器，如真空采血管误用或应为无菌容器却使用有菌容器等。

（4）标本外观：血液标本有明显的脂血、溶血，呈乳糜状，抗凝血中有凝块等。

（5）标本量：由于采血管中的添加剂量适用于一定体积的血液，标本量过多或过少均会影响检测结果的准确性，如红细胞沉降率、凝血功能检查等。

（6）防腐剂使用：标本未按要求添加防腐剂，常见于尿液标本检测。

（7）抗凝剂使用：应根据特定检验项目使用正确的采血容器，血液标本抗凝剂使用错误可能会对检测项目产生影响，如氟化钠会干扰尿素酶法对尿素氮的测定、乙二胺四乙酸二钾或肝素钠会对电解质检测产生影响等。

（8）运送时间：标本采集到接收的时间过长，且对检测结果有影响。

（9）标本运送条件：不应该与空气接触的标本却与空气接触，如血气检测。

（10）空容器：标本并未采集，送检的容器为空。

3. 不合格标本的处理

区域标本物流人员和检验科标本接收人员在发现不合格标本时,应对标本进行拒收,并进行相应的处理:空容器直接交运送人员带回重新采样或与送检部门的采样人员沟通后作废;其他不合格标本在拒收前,应立即反馈给申请的科室或个人,共同达成处置意见。标本拒收应有纸质或电子形式的记录,记录的内容包括标本的唯一性标识、拒收的日期和时间以及拒收者信息等。实验室对标本采集、运送和交接过程中出现的问题应定期评估与反馈,提出切实可行的整改措施,持续改进检验前质量。

4. 让步检验标本的处理

对于特殊、不宜再次获得的标本,如脑脊液、浆膜腔积液、支气管肺泡灌洗液、骨髓等,即使符合拒收标准,区域医学检验中心和各医院检验科接收者可对标本进行优先处理与检测,并做好记录。在临床医师或采集者承诺愿意承担标本责任和(或)提供适当的信息后才可发布检验结果,且应在最终检验结果上注明标本存在的问题及对结果可能造成的影响。

第三节　标本的处理与保存

实验室应有相关程序保证受检者标本在检测前的处理及保存过程中的安全,确保不变质、不丢失、不被损坏,同时还应规定附加申请的时间限制,尤其是血液标本。血液标本是检验工作中占比最大的标本,检测指标众多,不同指标稳定性有差异,应以不同的方式进行处理和保存。

一、标本的离心

全血是取自受检者的原始样品,一些检验项目检测需要使用未离心状态下的抗凝全血。但是多数检验项目的检测需使用离心后的血清或血浆,离心工作往往由实验室专业人员完成。对于医院外标本的转运,由于运送距离远,考虑到分析物的稳定性,应在采样现场或当地医院实验室分离出血清/血浆后,再送往上级实验室。当一些本不该离心的标本被误离心后,不应直接丢弃,应将其送至检测点评估,以确定该标本可否重新混匀后进行检测。标本采集后充分的凝固时间和规范的离心操作是制备合格检测标本的关键。

1. 充分的凝固时间

(1)血清标本在离心前应有充分的凝固时间。若血清标本凝固时间不充分,则离心后形成的纤维蛋白丝可能引起仪器故障或产生错误结果。不建议实验室使用小木棍挑除血块或纤维丝,以防止溶血。血浆标本使用抗凝剂采血管,采血并充分混匀后可立即离心。

(2)室温(20～25℃)下,标本通常垂直放置30～60 min内会出现自发的完全凝血,但受检者若正在接受抗凝治疗,则血液凝固时间会延长。冷藏4～8℃环境下标本凝结也会延长。条件允许时,可采用含促凝剂/激活剂的分离胶采血管来加速血液凝固。对于院外运送的血清标本,建议使用分离胶采血管,离心后血清与血细胞被分离胶有效分隔,委托方实验室无须开盖吸出血清以分杯。受委托方实验室收到标本后可直接上前处理系统或检测系统,既保证了检测物的稳定性,又减少了标本检测前的周转时间。

2. 规范的离心

(1)血清标本离心前应完全凝固。在离心时,应盖紧采血管帽,对称配平,盖上离心机。采血管应根据厂商说明书中推荐的离心条件进行离心。通常固定角离心机的离心时间要比水平式离心机长,以便形成一个良好的分离胶屏障,在离心前应检查采血管中分离胶的完整性。

(2)可控温离心机:建议实验室配备可控温离心机,避免离心过程中产生的热量对温度敏感的待测物质稳定性产生影响。一般情况下设定温度为 20~22℃,血浆氨和促肾上腺皮质激素等热不稳定物质离心温度则应保持在 4℃。

(3)重复离心:用于血钾检测的原始采血管只可离心一次,多次离心则会造成血钾假性增高。如需多次离心,则应将首次离心后的血清或血浆转移到另外一个试管中后再离心。此外,也不建议将已经转移过血清或血浆的原始采血管通过再次离心后获取更多的血清或血浆。

(4)高速离心机:高速离心机的转速一般在 10 000~30 000 r/min,且带有制冷系统。低速离心机是指转速在 10 000 r/min 以下的离心机,一般在 3 000~5 000 r/min 居多。由于高速离心机转速较高,产生离心力大,很多胸痛中心实验室往往配备高速离心机,通过压缩离心时间来缩短心肌损伤标志物项目的实验室内标本周转时间,但是不可避免会造成一定程度的溶血,对其他项目检测造成影响,所以实验室应慎重使用。

二、标本分杯

标本分杯可以通过人工在生物安全柜内进行,也可借助标本前处理系统完成,其有助于减少受检者采血量,并提高检测效率,但也存在交叉污染的风险,且对单份标本的采集量有较高要求。因此,只有特殊情况下的急诊检验和分子生物学检测才会进行标本分杯。实验室若需对血清或血浆标本进行分杯,则第一份分样标本应用于分子生物学检测。如无法分样,则也应首先进行分子生物学检测,然后再进行其他项目检测。

三、标本保存

1. 保存温度和时间

对于同一份标本,不同的保存温度和是否分离血清/血浆也决定着保存时间与检测结果的差异。例如,全血血糖含量在离体后 10 min 即开始降低,但分离的血清/血浆在 -20℃下可以稳定 1 个月;在 4~8℃下可稳定 7 天;在 20~25℃下可稳定 2 天。全血标本一般不冷藏。电解质标本在离心前不可冷藏,以防止钾离子从细胞内渗出到细胞外。特殊检测项目(如血气分析)标本需低温运输时,应在采血后立即将其置于冰水混合物中。冷介质和标本之间的良好接触是必需的,但不可直接用大冰块来取代冰水,也不可过度冷却(如干冰制冷),避免溶血。有些标本需要冷冻,如核糖核酸检测,由于 RNA 极不稳定,因此标本采集后应尽快检测;若 48 h 内无法完成检测,则需将标本保存在 -80℃。大部分待测物质在采集后的未离心标本中可稳定 24～48 h。通常若采集血液后至离心超过 48 h,则该标本不能用于检测。因此,为获得可靠结果,应明确血液标本中不同待测物质的稳定性。

2. 添加剂

有些标本需通过加入添加剂来预防待测物浓度的变化。如检测血糖的标本,通过添加稳定剂(如氟化钠)抑制红细胞的糖酵解,减少葡萄糖的消耗,以稳定血糖浓度。

3. 采血管头盖的影响

采集后的血标本应加盖密闭保存,防止外来物质污染,以及血标本的蒸发、浓度改变,并可避免液体飞溅和气溶胶污染。血气标本应始终密封采血管或注射器。采血管在适当混匀后应管盖朝上直立放置,保持至离心,防止纤维丝黏附在管塞上。部分管盖材料含有增塑剂,可能对药物浓度检测产生影响。通常管盖表面会有硅油或甘油等润滑剂以便于开启和封闭,但是用于甘油和甘油三酯检测的采血管不宜采用甘油做润滑剂,否则会干扰检测结果。

4. 分离胶的影响

分离胶的密度介于血清(浆)和血细胞之间,可将血清(浆)与血细胞分隔,但有时也会残留分离胶碎片或油滴,从而干扰检测。直接抗球蛋白试验和红细胞免疫凝集试验不能使用分离胶采血管,因为分离胶会将红细胞粘连在一起,外观与试验阳性时红细胞凝集很相似,从而干扰试验结果的判读。

第四节　标本运送的安全管理

临床标本运送过程中可能发生延迟、错漏、损坏、丢失、被抢和生物危害等情况,通过规范标本运送流程及安全管理,可避免和减少差错事故。

一、运送人员的管理

实验室应加强标本运送人员的培训与管理,强化安全意识。首先,应组织所有标本运送人员学习与之有关的法律法规、注意事项、规章制度等,强调生物危害和安全管理的重要性;其次,在上岗前,实验室管理人员应对标本运送人员进行系统培训,培训内容可包括生物安全知识、消防安全知识、医疗废弃物的处理、标本运送交接流程、标本包装、标本放置与保存方式、标本防盗防抢防丢失、送检温度与时限、标本类型识别、急诊的识别、记录的填写、信息化设备或系统的使用、可疑高致病性标本的运送、标本溅漏的处理与上报以及其他注意事项等;最后,经过层层培训,考核合格后方可上岗工作。

实验室应建立标本运送人员档案,包括必要的健康信息和培训考核记录。员工刚入职时应进行健康体检,并保留个人本底血清于－80℃存档,之后每年进行体检。重大疫情期间应配合医院做好病原体筛查,例如新冠病毒核酸检测。

此外,实验室管理者应完善管理制度并严格要求其执行,规范标本运送人员的操作流程,合理安排工作人员的工作内容,确保工作有序地进行。同时,应建立监督机制,及时发现和纠正运送人员在工作中出现的问题。

二、运送人员的生物防护

标本运送过程中,运送人员存在直接或间接接触传染性因子的风险。为保证生物安全,运送人员应视标本来源和危险程度做好相应的防护。最基本的要求是戴医用橡胶手套,标本管密闭、管口向上、垂直放置和使用符合要求的转运箱运送,防止标本蒸发、污染和外溅。运送过程中尽量避免用戴手套的手触摸电梯开关、清洁区域的门把手等。

运送人员应自觉采取标准预防措施,将职业危害降到最低。凡是接触血液、体液、分泌物、医疗废弃物等,均应视其具有传染性,工作时需进行一定的隔离防护,不论其是否有明显的血迹污染或是接触非完整的皮肤与黏膜。标准预防的措施包括:①手卫生;②戴手套;③正确使用口罩、防护镜和面罩;④适时穿隔离衣、防护服和鞋套;⑤处理所有锐器时应当特别注意,防止被刺伤;⑥对使用后的转运箱、车辆等应当采取正确的消毒措施。

三、运送中标本的管理

标本在转运过程中,应确保标本不离开视线范围,运送人员不可将转运箱单独留下而去干其他事情。有条件者可使用智能转运箱、空中轨道系统、气动物流、机器人等设备,非授权人员中途将无法开启,并支持全程信息化跟踪。当转运涉高致病性病原微生物菌(毒)种或标本时,应至少配备2名专职人员运送,防止标本被盗、被抢或丢失。

四、应急预案与演练

标本运送中可能遇到溅漏、丢失、温度失控、运输超时、转运箱损坏、车辆故障、信息系统故障等意外情况,实验室应有处置预案,运送人员应熟练掌握处置方法,当意外发生时能够做到及时、规范处理。

1. 标本溅漏

标本转运中发生溅漏时,运送人员应立即通知护士长、实验室或上级主管,配合做好消毒处置工作。必要时,应放置安全警示标识,疏散人群。

(1)地面、物表、衣物污染。应按照:①戴手套、口罩、帽子等个人防护装置;②用一次性吸附材料(如纸巾、纱布、卫生纸等)覆盖受感染性物质污染或溢洒的破碎物品,用2 000 mg/L含氯消毒液从溢出区域的外围开始朝向中心进行喷洒消毒,作用30～60 min,再将一次性吸附材料和破碎物品清理掉,玻璃碎片用镊子清理,然后用2 000 mg/L含氯消毒液喷洒污染和周边区域;③在去除污染后,用清洁剂和水清洗漏出地点,用一次性吸附材料(如纸巾、纱布、卫生纸等)擦拭使其干燥以防滑;④所有被污染的材料放入对应医疗废物容器中,如用簸箕清理破碎物,应对簸箕进行高压灭菌或放在有效氯溶液中浸泡。

对于可疑的高致病性标本,转运期间如发生意外,转运者不要自行处理,需积极报告具体情况,待有操作经验的人员到场后共同处理。

(2) 皮肤、黏膜污染。应按照:①用肥皂液和流动清水清洗污染的皮肤,用生理盐水反复冲洗黏膜;②有黏膜暴露者应及时上报上级主管,按照职业暴露相关要求进行危害评估、干预和定期追踪。

2. 锐器伤

运送人员因锐器造成伤口的应按照:①脱下防护用品,清洗双手和受伤部位,在伤口旁由近心端向远心端轻轻挤压,尽可能挤出损伤处血液,禁止局部挤压和来回挤压;②用流动清水冲洗伤口;③用 75% 乙醇或 0.5% 安尔碘消毒伤口,并用防水敷料包扎伤口;④立即上报上级主管,按照职业暴露相关要求进行危害评估、干预和定期追踪。

3. 接触特殊血源性病原体后治疗时限

运送人员职业暴露接触特殊血源性病原体后,治疗时限一般为:①HBV。未接种乙型肝炎病毒疫苗或乙型肝炎表面抗体(HBsAb)$<10\,mIU/ml$ 者,于 24 h 内注射高效价乙肝免疫球蛋白,并完成乙肝疫苗接种($10\,\mu g$,0 个月、1 个月、6 个月),定期追踪。②HCV。立即检测外周血 HCV 抗体和 HCV‐RNA;于 1 周后、2 周后检测 HCV‐RNA,若 HCV‐RNA 阴性则可排除感染;若阳性,则再过 12 周后观察是否发生 HCV 自发清除。若未自发清除,则启动抗病毒治疗,注射 α 干扰素(300 万单位,连续 3 d),定期追踪。③HIV。及时找相关专家就诊,根据专家意见预防性用药,并尽快检测 HIV 抗体(建议 4 h 内,并不超过 24 h),然后根据专科医师建议行周期性复查(如 6 周、12 周、6 个月等)。在跟踪期间,特别是在最初的 6~12 周,绝大部分感染者会出现症状,因此在此期间必须注意不要献血、捐赠器官及母乳喂养,过性生活时要用避孕套。

4. 应急物资配备

为确保运送安全,运送人员应常备必要的应急物资,并经常检查物品有效期和功能完整性。①医院内运输:应配备安全警示架或隔离线、吸水纸巾或棉布、含氯消毒液、喷壶、橡胶手套、畚箕或硬质纸板、锐器盒、医疗废物垃圾袋等。②医院外运输:车辆上应根据需求配备一次性医用帽子、口罩、橡胶手套、鞋套、护目镜、防护服、喷壶、活性炭、含氯消毒药片、75% 乙醇、碘伏、纱布、免洗消毒凝胶、吸水纸巾或棉布、黄色医疗废物垃圾袋、锐器盒、簸箕或硬质纸板、灭火器、安全警示架或隔离线、液压起重设备、便携式工具箱、拖车用尼龙绳带、输油泵、照明设备等。

5. 应急演练

实验室每年应组织运送人员开展应急演练,如职业暴露、感染性物质溢出演练、消防演练、信息系统故障演练等,提升意外事件处置能力。

五、医疗废弃物的管理

标本运送涉及的医疗废物应按照《医疗废物管理条例》《医疗废物分类目录》《医疗废物专用包装物容器的标准和警示标识的规定》和《临床实验室废物处理原则》（WS/T 249—2005）的要求进行分类、包装、标识、存储、转运、处理与记录。

标本运送人员可能产生的医疗废物包括手套、口罩、帽子、鞋套、防护服、隔离衣、标本外包装、标本架或泡沫底座、锐器等。此外，运送人员也可能承担医疗废物的收集与转运工作，即把废弃物从产生的地点运送到暂时存储点，或者从暂时存储点运送至最终的集中处置点。在日常操作时，运送人员应戴手套、口罩和穿防护服，必要时应升级防护级别。医疗废弃物产生机构在将废弃物送至暂存点或集中处置点前，应先经物理方法、化学方法或使用相关设备自行处理，以减少或消灭微生物。医疗废弃物的运送应在没有较多人员流动或活动的时间段内进行。运送医疗废物应当使用防渗漏、防遗撒、无锐利边角、易于装卸和清洁的专用运送工具，专用包装外应有"生物危害"标识，锐器应存储在有明显标记的防刺破容器内。运送人员在运送医疗废物前，应当检查包装物或者容器的标识、标签及封口是否符合要求，不得将不符合要求的医疗废物运送至暂存点。所有医疗废物的处理过程都应文件化并记录完整，记录应妥善保存。

医疗卫生机构要积极开展培训，强化运送人员的法制意识与责任意识，提高规范处理医疗废物的能力。特别要加强对涉及医疗废物分类收集、转运、暂存、交接等工作人员的培训和管理，严格落实职业安全防护措施，定期进行健康检查。在有条件的地区，应鼓励各级医疗卫生机构和医疗废物集中处置单位探索实施医疗废物信息化管理方式，对医疗废物分类收集、暂存、转运、处置进行全过程监管，实现数据信息的互通共享，防止非法倾倒买卖等行为。

（陈洪卫　谢安奇　侯彦强）

第十一章 不合格标本案例分析

医学检验全过程包括检验前、检验中、检验后等一系列复杂的过程,检验结果的影响因素不仅仅局限于检验分析本身,还可以发生在任何一个环节。统计数据显示,错误的检验结果绝大多数来自检验前过程,从申请检验医嘱、标本采集、标本暂存方式及标本运输到标本录入检验信息系统(LIS)等,任何一个操作环节错误或有偏差都可能导致最终的错误结果。由于检验前过程多需要检验中心之外跨部门甚至是跨机构之间的协作,这给区域检验中心的质量管理也带来了挑战。

本章节整理了 22 个日常工作中遇到的检验前过程不规范的真实案例,包括标本采集、标本暂存及标本运输等多个环节,有些是人为错误,有些是系统或流程上的缺陷。在区域检验中心的运营模式上,检验前过程的质量管理需要与相关部门和医疗机构一起,因地制宜采取相应的措施,从而降低不合格标本所导致的检测结果误差。

第一节 标本采集来源不规范

标本来源错误导致检验结果错误,在临床上很常见。本节整理了日常工作中遇到的标本采集来源不当的 4 个案例,其中,输液同侧采样导致干扰较为常见;此外,微生物标本的定植菌污染也很常见。本节中特别选取了 2 个常见的微生物案例。不合格标本可能导致检验人员发出错误的报告,误导临床医师采取错误的临床决策,希望能引起同行的高度重视。

案例一 不合格的痰标本导致假阳性

1. 事件摘要

2020 年 12 月 5 日,某区域医学检验中心微生物实验室组长核收了一位住院患者李某某的痰标本后,进行常规的痰质量评估的涂片。镜下发现大量的鳞状上皮细胞,有大量的革兰氏阳性、呈链状排列的球菌散在分布,或附着在鳞状上皮细胞上,白细胞罕见,鉴定为非合格的痰标本。

2. 原因分析

不合格的标本只能导致不准确的结果,即垃圾标本入、垃圾结果出。痰标本需要进行革兰氏染色涂片来评估标本的质量。合格的痰标本:鳞状上皮细胞<10 个/低倍视野,白细胞数量>25 个/低倍视野。而该标本经革兰氏染色评估后不符合要求,故判定为不合格标本。与该患者的管床护士联系后,该护士说未对患者进行宣教如何留取痰标本。

3. 改进措施

(1)对该标本进行拒收,同时联系该患者的管床护士,口头告知如何正确留取痰标本,指导患者如何正确留取。

(2)提供指导患者正确留取痰液的宣教资料,印刷后发放给临床护士。在采集前发放给患者,同时口头指导患者正确留取合格的样本。

(3)对内部员工进行培训,强调痰标本质量判读的重要性,对不合格痰标本严格执行拒收标准。

(范齐文 侯 琦)

案例二　B 族链球菌筛查采样部位错误导致假阴性

1. 事件摘要

2021 年 2 月 14 日,某区域医学检验中心微生物实验室组长在审核报告时发现 1 例 B 族链球菌筛查结果为阴性的患者,回顾历史结果发现该患者在 1 个月前尿培养曾报告无乳链球菌阳性,菌落计数 $3.0×10^3$ cfu/ml。组长立刻电话联系了负责该患者的医生,经了解得知,该医生每次采集 B 族链球菌筛查拭子时均从靠近宫颈口处采集。

2. 原因分析

无乳链球菌是一种化脓性链球菌,可以导致化脓性感染,同时也会定植在女性阴道的下 1/3 和直肠等部位。35~37 周的孕妇需要进行 B 族链球菌(即无乳链球菌)的筛查,对于阳性结果的孕妇需要在临近分娩时使用抗生素,以预防新生儿因经产道分娩时感染 B 族链球菌而发生严重的后果。该孕妇尿培养的结果高度提示其发生了阴道内的 B 族链球菌定植,而此次培养结果为阴性,可能因医师的采样部位错误导致。微生物标本采集不仅仅是单纯地操作,同时需要检验者细心查阅患者相关的检查结果,综合判断并给临床提供有价值的信息指导。

3. 改进措施

(1)告知该采样医师正确的采集方式,重新采样送检。

(2)对该医师所在的科室进行 B 族链球菌采样规范的培训,确保所有医师明确了解采集部位,一段时间内重点关注该医院送检的筛查标本结果并统计阳性率,对客户进行沟通反馈。

(范齐文 侯 琦)

案例三 输液侧采血导致检验结果错误

1. 事件摘要

（1）2021年6月25日下午4时许，某区域医学检验中心急诊组姚老师在审核报告时发现患者毛某某的血红蛋白为83 g/L，红细胞为 $1.73\times10^{12}/L$，Na^+ 为166.73 mmol/L，与上午10点采集的标本的结果（血红蛋白为122 g/L，红细胞为 $3.62\times10^{12}/L$，Na^+ 为145.46 mmol/L）严重不符。

（2）姚老师立即检查标本，此患者一共3份标本，2份标本容器为绿头管（含肝素抗凝剂），1份标本容器为紫头管（EDTA–K_2 抗凝剂），3份血浆标本外观均有异常，呈清澈透明状。

（3）姚老师立即与急诊抢救室联系，通过反复沟通了解到，某护士在开放通路的肢体同侧采血，采集的标本管中混入大量的生理盐水。后选取开放通路的对侧重新采血后，原异常结果的指标均有所改善，与上午10时的历史检测结果相符，并与临床评估一致。

2. 原因分析

（1）开放通路的生理盐水混入紫头管抗凝的全血，稀释了血液标本，导致血红蛋白、红细胞项目的检测值假性降低。生理盐水的主要成分是 NaCl，混入肝素抗凝的绿头管，导致 Na^+ 项目的检测值假性升高。

（2）经过分析，这是一起由护士对血液标本采集要求不熟悉所引起的标本采集不规范，致使检验结果出现明显误差。

3. 改进措施

（1）区域医学检验中心立即安排急诊抢救室护士进行检验前标本采集规范的培训，让护士熟悉标本采集流程，强调输液同侧采血对检验结果的负面影响。

（2）区域医学检验中心将科室制订的标本采集手册分发到各临床护理科室，让其他病区的年轻护士能随时翻阅查询，方便临床标本采集工作的开展。

（王　瑛　满秋红）

案例四 皮肤采样处不当导致结果假阴性

1. 事件摘要

2020年7月6日，检验科收到全科门诊医师送来的一患者的皮肤标本拭子，医嘱为氢氧化钾真菌检查。工作人员即按常规操作流程滴加氢氧化钾溶液后镜下观察，按规定看了多个视野均未发现异常，故发出了阴性报告。10 min后该患者的主管医师打电话给检验科主任投诉，说检验人员无经验，该患者有明显的真菌感染临床特征，检验科竟然发出阴性结果。检验科主任立即启动事件调查，请经验丰富的高年资同事复核该标本，结果仍为阴性。后与全科医师沟通，了解到该皮肤标本是用无菌拭子从患者已经溃烂的病变中心蘸取少许渗出物送检。后与该医生协商后给患者重新取材,在正常与病变交界处刮取皮肤碎屑交检验科重新检验,此次结果为阳性,与临床症状完全符合。

2. 原因分析

(1)皮肤真菌检验的取材原则应遵循:①浸润性皮损应取边缘活动明显处;②线性弹力纤维病变应取病变中央;③环状、堤状隆起和溃疡取边缘处;④必要时取溃疡深部。

(2)该患者适宜的标本应取溃疡边缘处,而该全科医师没有经过培训并不了解。不合格的标本导致了假阴性的结果。检验科培训多能覆盖护理部,但对医师的采样培训在很多医院还处于盲区,医生不了解采样要求,就无法提供合格的标本。

3. 改进措施

(1)与皮肤科联系,共同制订皮肤病标本采集的要求,整理成图片和文字,形成专门的皮肤真菌检验的采样手册。

(2)与全科联系,对全科医师和护理人员进行皮肤真菌检验采样的相关培训。

(3)后续定期走访,与全科交流培训后效果并进行培训效果巩固。

（侯　琦）

第二节　标本采集时机不规范

针对临床检测目的及选取的检测项目,制订合适的标本采集时间,能获得有代表性的高质量标本,检测结果能反映患者真实的临床状态。采样时间多需要检验人员与临床医护密切沟通合作,根据临床需求采集到合适的标本。此外检验中心制订出针对性培训材料以及通过信息系统提示等有效的方式,保证标本采集质量的稳定性。此节中整理了3个由不当采样时机导致检验结果偏差的案例,供同行借鉴。

案例一　采样前使用抗生素导致的尿培养假阴性

1. 事件摘要

2021年5月15日,某区域医学检验中心微生物实验室工作人员发现1例尿培养的结果为阴性,但临床诊断为尿路感染,尿常规结果显示白细胞40个/μl,白细胞酯酶为"＋＋＋＋",与送检医院的诊疗医师电话沟通后了解到该患者于就医前在家自行服用了2次左氧氟沙星。

2. 原因分析

该患者临床诊断为尿路感染,尿常规结果也高度支持诊断,但培养结果为阴性,原因在于患者在留样前自行服用了抗生素。治疗泌尿系统的抗生素在体内代谢途径主要为经肾脏排泄,在膀胱内有富集效应,短时间内即可能实现完全杀灭病原菌的效果。

3. 改进措施

(1) 电话与医师沟通解释培养阴性的原因,并在报告上添加备注:"患者在采样前已使用抗生素,可能对结果产生影响。"

(2) 加强医、技沟通交流,强调微生物标本应尽可能保证在抗生素使用前采集。如送检患者使用抗生素后采集的标本,建议送检时添加备注信息告知实验室检验人员。

(范齐文　侯　琦)

案例二　药物浓度监测标本采集时间错误

1. 事件摘要

2020 年 10 月 3 日,一肿瘤科住院患者采血做万古霉素药物浓度监测,检验科将标本送至某委托独立实验室检测,1 天后拿到结果,后通过信息系统将结果发给了临床。2 h 后临床医师打电话表示此结果与临床用药情况不符,请检验科复核结果。检验科申请外送委托实验室再次复核,结果与初次结果一致。为寻找原因对事件展开了调查,经调查发现当班护士为方便,将万古霉素药物浓度监测标本与其他常规生化检验标本一样都放在了 8:00 采样,此时间为患者服药后 2 h,违反了临床医师监测的药物谷浓度标本采集时间的要求:第 4 剂给药前 30 min 采集标本。主任将调查结果反馈给了该管床医师,后该患者在服药前重新采样,结果与临床用药预期相符。

2. 原因分析

血药浓度监测的标本可以是血浆、血清、全血等体液。取样的时间,应根据监测的要求、目的及具体药物而定。采集标本时,必须注明患者的用药情况。当怀疑中毒时,一般在用药后 0.5~1 h 即峰值时采集标本;多数情况下监测药物剂量检测谷浓度,即在下一次用药前 30 min 取样。该临床护士不了解药物浓度的采集时间要求,也未与主管医师进行沟通;检验人员也不熟悉药物浓度的标本采集要求,未发现该医嘱无标本采集时间。

3. 改进措施

(1) 修改检验科标本采集手册,细化了药物浓度相关的采集时间要求,同时强调临床提供药物浓度标本时,必须注明标本采集时间。

(2) 将信息系统进行优化,在药物浓度监测的项目上提示需要按医嘱采集谷浓度或峰浓度。

(3) 对护理人员进行培训,增加了解药物浓度采样时间的特殊要求。

(4) 对检验人员进行培训,确保工作人员熟知药物浓度标本的采集要求。

(侯　琦)

案例三　近期输血干扰基因检测结果

1. 事件摘要

2021 年 5 月 21 日,16 岁女性患者就诊于某医院全科,呈贫血貌,医师考虑遗传方面疾病,申请了基因检测医嘱。基因检测结果发现,在苯丙酮尿症相关基因上有两个致病突变,而在贫血相关基因上未检测到致病位点。由于基因检测结果与患者症状不符,故召回患者父母进行验证,结果显示父母均未携带苯丙酮尿症的相关基因突变。后全科医师邀血液科医师会诊,高度怀疑患者为珠蛋白生成障碍性贫血(地中海贫血,地贫),建议父母双方进行地贫相关基因检测。后结果显示,其父母均为地中海贫血基因的携带者(患者一家来自广西)。再次询问患者病史发现,患者于 1 周前有输血史。2 个月后复查基因检测,患者地贫相关基因上找到了与父母相同的突变,并否定了苯丙酮尿症相关位点的结果,患者最终确诊为地贫。

2. 原因分析

在医生询问病史时患者未提及输血相关信息,且在知情同意书中输血史一栏未进行勾选操作,导致重要信息采集不全。

3. 改进措施

(1) 基因检测前,医师应详细了解患者病史,需要时进行检测前遗传咨询。

(2) 对相关人员进行培训,知晓基因检测的影响因素及重要环节。

(3) 对于有近期输血史的患者,如果进行基因检测,可以采用唾液等其他标本类型进行检测。

(曾庆文　侯　琦)

第三节　采样容器使用不规范

应针对不同的检验项目选择适合的采集容器。如果不了解采样容器有无添加剂及添加剂的成分,盲目使用,会对检验结果造成严重影响。本节整理了日常工作中的 3 个案例,均为采样容器选择错误导致错误结果。为避免此类错误,在对采样人员培训时,应强调容器添加剂成分对某些项目结果的影响。区域检验中心在对基层医院培训过程中,应考虑基层员工的特点,在制定培训内容和手册时,可增加某些项目不能使用的容器的列表,方便基层员工记忆。

案例一　采血管错误导致检验结果错误

1. 事件摘要

2019 年 10 月 11 日,某区域医学检验中心生化组主管在审核结果时,发现某社区服务中心送检的某患者(男性,62岁,临床诊断为上消化道出血)标本,血电解质结果为:K^+ 9.5 mmol/L,Na^+ 138.1 mmol/L,Cl^- 98.2 mmol/L,Ca^{2+} 0.18 mmol/L。血清 K^+ 和 Ca^{2+} 的检验值明显异常。

生化组检验人员立即检查标本,标本容器为绿头管(含肝素抗凝剂),并未发现异常,再复测结果一致;再与社区服务中心联系,经仔细沟通后了解到,某护士因采血不顺利,将血常规管中的部分血液(紫头管)直接倒入生化管(绿头管)中。

2. 原因分析

(1) 紫头管中使用的抗凝剂为乙二胺四乙酸二钾(EDTA - K_2)或乙二胺四乙酸三钾(EDTA - K_3),导致血钾测定值假性增高,EDTA 络合血清中的钙离子,造成检测值假性降低。

(2) 经过分析,这是一起由护士对标本容器和血液标本采集顺序不熟悉所引起的标本采集不规范,从而导致错误的检验结果。

3. 改进措施

(1) 区域医学检验中心立即安排对该社区服务中心护士进行检验前标本采集规范的培训,让护士熟悉不同真空采血管添加剂的用途,指导护士按照标准采血顺序进行采血,了解添加剂对某些检验结果的影响。

(2) 在社区卫生服务中心看病的患者多为老年人,血管弹性不好导致采血不顺利,因此,对年轻的护士要加强基本功的训练,提高采血的技能。

(陶　红　王　宣)

案例二　导尿管来源的尿液导致尿培养假阳性

1. 事件摘要

2020 年 10 月 15 日,某区域医学检验中心微生物实验室检验人员发现 1 例来自基层社区住院患者张某的尿培养生长了 >10 万 cfu/ml 的白念珠菌,但查询信息发现该患者尿常规结果正常,怀疑是污染标本。工作人员与社区医院护士电话沟通后得知患者为胃大部切除术后 5 天,并从导尿管收集了尿液标本,但申请信息上未明示。

2. 原因分析

念珠菌与金黄色葡萄球菌、表皮葡萄球菌、铜绿假单胞菌等都可以形成生物膜,可以附着在静脉导管、导尿管等管腔的内壁,极难被清除。该患者术后留置导尿管 5 天,由于尿常规结果正常,提示患者并未发生尿路感染,推测是由于导尿管留置时间过长导致白念珠菌的定植,从而出现尿培养假阳性结果。故如果仅凭细菌生长情况来发微生物报告,很容易误导临床后续采取不当治疗措施。

3. 改进措施

(1) 电话通知护士更换导尿管后立即重新从导尿管留取新鲜尿液送检。

（2）对该社区医院的护士进行尿培养标本采集规范及要求进行培训,强调了尿培养标本正确的采集方式,同时强调微生物标本需要提供明确的标本来源。提供相应的采集的指导手册,后续继续观察培训效果。

（范齐文　侯　琦）

案例三　错用肝素钠管导致结果假阴性

1. 事件摘要

2020 年 7 月 20 日,某区域医学检验中心分子实验室收到 1 例来自社区卫生服务中心送检的 HBV－DNA 定量检测标本,该血清分离标本放置在分装塑料试管中。临床诊断为乙肝"大三阳",但实验室检测结果为低于检测下限,实验室内部经复测结果一致。经电话询问社区服务中心的标本采集人员得知,该患者采集检测 HBV－DNA 的标本在标本分装处理过程中发生溅洒,工作人员使用了绿色盖帽的肝素钠管血离心分装血浆,作为替代标本送检。

2. 原因分析

乙肝"大三阳"患者处于病毒复制的活跃期,病毒载量极高。该标本出现阴性的检测结果,是由于委托方工作人员选择了肝素钠抗凝的血浆。肝素对 TaqDNA 聚合酶及 MLV 反转录酶均有很强的抑制作用,如果临床标本为肝素抗凝,在核酸纯化过程中,标本中的肝素可结合于 DNA 和 RNA 上,即使对标本进行煮沸、凝胶过滤、酸碱处理后凝胶过滤、反复乙醇沉淀等措施均不能去除肝素的这种干扰作用,PCR 扩增受到抑制从而导致假阴性结果。

3. 改进措施

（1）电话通知委托方重新采集黄色盖帽的血清标本送检。

（2）对该社区卫生服务中心实验室的工作人员进行分子检测项目标本采集容器要求的培训。由于该实验室要保留标本原始管,需要对标本进行分装,所以同时对其进行了操作的培训,避免外源物质如纤维素、手套滑石粉等污染导致抑制 PCR 扩增反应。提供相应的采集的指导手册,后续继续观察培训效果。

（范齐文　侯　琦）

第四节　标本采集方法不当

日常工作中,遇到采血困难的患者如何能顺利地采集到标本,取决于对检验项目采集要求的了解以及对采集规范的熟练度等。检验人员在工作中,经常遇到标本采集量不足、抗凝管标本凝集等情况,导致检验结果出现偏差。本节选择了 4 个常见案例,通过对案例回顾和分析,提出改进措施等,希望对同行的检验前质量管理及培训有借鉴和帮助。

案例一　采血不顺利引起血小板假性降低

1. 事件摘要

2021 年 2 月 1 日,某区域医学检验中心检验人员,在审核血常规检测报告时,发现张某某患者血小板检测结果较低,为 $65\times10^9/L$,而此患者 1 周内历史比对记录显示血小板值为 $170\times10^9/L$,属于正常值,查看血常规其他指标无明显变化。检验人员随即查看标本状态,未发现有明显凝集现象,遂制作血涂片,显微镜镜下观察发现有大量血小板聚集现象。联系临床护士询问采血是否顺利,护士反馈患者静脉条件较差,采血时血流不畅,故建议重新采血再次送检。此次由经验丰富的护士采血,血流顺畅并及时混匀。再次检测血小板为 $163\times10^9/L$。

2. 原因分析

(1)采血不顺可能会引起标本中微小凝块的产生(这些微小凝块有时肉眼不能识别),导致血小板发生聚集,最终引起血小板检测值假性降低。

(2)操作人员对标本采集技能不熟练,对采血不顺利所导致的后果不清楚,没有意识到采血不顺利对检测结果可能造成的影响。

3. 改进措施

(1)将此标本作为不合格标本做退回处理,建议临床重新采集合格标本再次送检。

(2)与护理部沟通,加强护士特别是新入职护士标本采集理论知识培训,使其认识到不规范的标本采集会影响检测结果的准确性;如是因为患者静脉条件不好引起采血不顺,而又难以再次采集时,采血人员需告知检验科或者在标本条形码空白处做备注说明,以提醒检验科工作人员关注此标本的检测结果,从而预防错误报告误导临床诊疗。

(张　琼　杜玉珍)

案例二　血沉采样量不足导致结果假性增高

1. 事件摘要

某区域检验中心接到某医院电话,反映本周内一批体检结果中,多例红细胞沉降率(血沉)结果都在正常值以上,体检客人在其他医院复查基本均为正常结果,要求该检验中心进行调查。检验中心找出原始体检标本发现,该批血沉管的血量都低于刻度线以下 1 cm 左右,同时查看血沉的室内质控和期间的其他结果,均未发现异常,经过评估,导致血沉结果异常的原因为标本采集量不足。

2. 原因分析

区域检验中心将分析结果反馈给该医院体检中心,经调查发现,体检中心采集护士在采样时,将血沉管作为采血第一管,由于采血针管内的空气消耗了采血管的部分负压,导致最终因负压不足而出现采血量不足。血沉为特殊黑头采血管,内含 0.4 ml 枸橼酸钠抗凝剂,采集量与抗凝剂比例应为 4:1,抗凝剂比例不当可能引起不同程度的红细胞聚集或稀释,从而引起血沉的假性增高。采样护士对多种采样管同时采集的顺序不了解。区域检验中心标本核收人员对不合格标本的拒收要求不熟悉,未能及时拒收该批标本。

3. 改进措施

(1)对区域检验中心的标本拒收标准重新进行审核和修订,细化了采样量不足的内容。

(2)对检验中心的标本核收人员及相关检验人员关于标本拒收的文件进行培训并考核。

(3)对基层医院的采集人员进行培训,尤其是重点培训了标本的采集顺序,并对培训人员制订了定期培训和考核制度。

(4)对基层医院印刷了血液标本采集顺序的宣传页,并分发和张贴。

(时小媛　侯　琦)

案例三　HPV 采样方法不当导致结果假阴性

1. 事件摘要

2020 年 12 月 21 日下午 4 时许,检验科接到皮肤科医师的投诉电话,反映某患者乳头瘤病毒核酸(HPV - DNA)检测结果阴性,与患者临床表现不相符。检验科收到信息后,立即重新核对标本。此标本为男性泌尿生殖道标本,对该标本进行涂片镜检发现鳞状上皮细胞数较少。后重新复查检测该标本,结果仍为阴性,而且两次检测的内标 Ct 值都较高,均在检测临界值范围上限。联系医师建议为该患者重新采集标本,并告知医师注意规范采集标本,需采集到病灶部位的足量上皮细胞。后复测重新采集的标本,检测结果为 HPV - DNA52 型阳性。

2. 原因分析

(1)造成检验结果与临床表现不符合的原因种类很多,其中检验前原因占绝大多数,如标本采集不合格、标本运送过程、标本检验前保存条件和保存时间过长等。

(2)经过与临床医师沟通,发现这是一起由于标本采集不规范造成 HPV - DNA 结果假阴性的案例,未能采集到相应上皮细胞以致未能获得足够量的病原体而导致结果假阴性。

3. 改进措施

(1)检验科立即安排对皮肤科的医师及护士进行检验前标本采集规范的培训,并着重培训男性泌尿生殖道标本的规范采集:应将拭子深入至尿道口 2～3 cm 处用力转 1～2 圈。

(2)检验科开展“标本的验收、拒收和保存”的专项培训,尤其对 HPV 核酸检测标本,再次强调务必严格按照标准操作程序(SOP)执行,即检测人员在检测前必须涂片镜检以判定标本状况,对不合格的标本进行拒收。

(孙祖俊)

案例四　标本采集不规范导致新冠病毒检测结果无效

1. 事件摘要

2021年5月17日下午1时许,检验科分子室在进行新冠病毒核酸检测时,出现一例标本的检测结果没有内标。检验人员立即找出该标本,重新核对标本信息,确认无误后,对该标本进行重新提取并检测,复测结果仍然没有内标,随后立即通知相关人员该标本检测结果无效。

2. 原因分析

(1) 造成核酸检验结果无效的原因种类很多,其中检验前因素占绝大多数:如标本采集不合格、标本运送过程、标本检验前保存条件和保存时间过长等;此外核酸提取仪故障导致提取失败、检测试剂失效以及检验人员操作失误等也会导致无效检测结果。

(2) 检验科立即按"人机料法环"进行自查工作:检测人员均通过了上岗培训,并严格按照SOP检测患者标本;整个检测系统平台均采用国家认可的仪器,并且在使用前均通过了临床性能验证;核查日常检测质控在控且仪器运行正常;提取试剂和检测试剂均在有效期内;实验室环境温度和湿度均在正常范围内。除该份标本外其他标本均有检测结果。

(3) 检验科在完成自查并排除实验室问题后,联系临床医师和护士,获知该患者为急诊抢救患者,由于意识丧失,无法配合护士采集鼻咽拭子。采集护士在抢救过程中未按规范要求采集到患者鼻咽分泌物,导致该标本出现检测无效。

3. 改进措施

(1) 检验科立即安排专业人员对各采样点护士重新进行检验前标本采集规范化培训,并着重强调在患者无法有效配合的情况下,可以由医护多人配合并按采集规范完成标本采集。

(2) 检验科针对这一情况,制订了《发现新型冠状病毒核酸检测结果异常后的处理》的程序文件并进行了专项培训,便于日后所有检测人员能参照并有效地处理此类问题。

(孙祖俊)

第五节　送检标本保存不当

标本采集后应及时送达检验中心,一些不稳定的生化检测项目应尽快送检或采用特殊方式送检：如血气分析标本在室温环境下仅能稳定 15 min，胆红素 2 h 后在光照环境下即开始降解，全血葡萄糖在离体 10 min 后即开始降解。在区域检验中心的运营模式下，当无法满足立即送检的要求时，可针对性采用合适的方法避免标本暂存不当而导致结果的偏差。本节整理了因标本保存不当导致错误结果的 4 个案例，在案例的改进措施中提供相应的解决方法，如采血后尽快分离出血清待送检，尿液标本在 2～8℃冰箱中暂存等，供基层送检单位参考使用。

案例一　血葡萄糖降解导致检测结果偏低

1. 事件摘要

2021 年 5 月 11 日下午，某区域医学检验中心接到其区域内一卫生院医师的电话，投诉委托检验的糖尿病患者白某某的血糖结果为 4.16 mmol/L，与患者临床表现不太符合。

区域医学检验中心收到信息后，立即查看标本，为红头管（无添加剂），未发现其为不合格标本，血清中也未见纤维蛋白细丝。与卫生院标本采集护士联系后，被告知该患者采血时间为早上 7:00 前。

2. 原因分析

（1）该患者早上 7:00 前采血，区域医学检验中心标本运送人员 10:00 到该卫生院收取标本，送达检验中心上机检测时，全血室温放置已超过至少 4 h。

（2）采血后全血标本如果不立即分离血清，放置室温时全血的红细胞中葡萄糖-6-磷酸脱氢酶（G6PD）可促进葡萄糖酵解从而使血糖浓度降低，因此标本采集后应尽快分离血浆或血清。

3. 改进措施

（1）区域医学检验中心立即安排对该卫生院护士进行检验前标本采集规范的培训，要求标本采集后，要在申请单或标本交接单上记录标本采集时间。区域检验中心在接收标本时，发现标本放置时间可能影响检验结果时，应详细登记，同时在报告单中进行备注说明。

（2）建议区域医学检验中心各基层单位，血糖检测标本若与生化免疫检测标本共用一管时，采用黄头管（含血凝活化剂和分离凝胶），并及时离心处理，或单独采用灰头管（含氟化物和抗凝剂），防止因标本放置过长，导致葡萄糖降解。

（陶　红　王　宣）

案例二　尿液标本放置时间过长导致结果不准确

1. 事件摘要

2021 年 7 月 15 日，某区域医学检验中心临检组工作人员在审核尿液分析结果时，发现某卫生院送检高某某的尿液分析结果与患者临床诊断不符。患者为 5 岁女童，临床诊断为急性上呼吸道感染；尿液分析检测结果为：蛋白定性（＋＋），镜检真菌布满视野。

工作人员立即查看标本，尿液外观淡黄色、重度浑浊；联系卫生院护士后，了解到该患者清晨留取尿标本后一直放置在护士站，区域检验中心标本运送人员收取标本时已经超过 2 h。

2. 原因分析

（1）该卫生院无检验科（室），所有标本均委托区域医学检验中心检测。

（2）因天气炎热，标本采集后一直常温放置，尿液标本放置时间过长，导致细菌、真菌大量繁殖。

3. 改进措施

（1）区域医学检验中心立即安排对该卫生院护士进行检验前标本采集规范的培训，要求标本采集后，应按要求保存。尿液标本收集后，应立即送检。如尿标本在 2 h 内不能完成检测，应置于 2～8℃ 条件下保存。必要时，可根据检测项目采用相应的防腐剂。

（2）必要时，基层医疗机构应设置常规检验室，开展血常规、尿常规、粪便常规以及某些急诊项目的检验。

（3）确实有困难需要送检的，应要求基层送检单位提供具体的采样时间，供检验人员评估结果准确性加以参考。

（陶 红 王 宣）

案例三 标本保存不当导致 RNA 降解

1. 事件摘要

2020 年 8 月 15 日，某区域医学检验中心分子实验室收到 1 例来自某县医院检验科委托送检的 HCV-RNA 定量检测标本。临床诊断为丙肝，血清学丙肝抗体也呈阳性结果。但 HCV-RNA 检测结果为低于检测下限。实验室内部经过仔细排查，并未发现异常环节。经电话询问委托方检验科人员得知，该患者标本在采集后并未及时进行离心，且在无空调的房间于室温放置过夜，次日才进行离心后送检。

2. 原因分析

在病原体的 PCR 检测中，标本的保存条件对于 DNA 而言，可以按照一般血清标本处理程序，对测定结果影响不大。但对于 RNA 的测定，标本的获取和保存方式对检测结果可能有决定性的影响。RNA 具有对热不稳定和离体后极易降解的特点，标本采集后应尽快离心，并于 -20℃ 冷冻保存，如短期内不能及时检测，应保存于 -70℃，并应注意避免反复冻融。该标本采集后未及时离心，并在室温下保存过夜，导致 RNA 发生降解，故而出现核酸检测低于检测下限的假阴性结果。

3. 改进措施

（1）电话告知委托方重新采集标本，严格按照标本采集后处理、保存条件等要求进行送检，炎热天气下注意低温保存标本。

（2）对该委托方实验室相关人员进行了核酸检测标本采集、处理、保存等环节的培训，确保标本前处理环节符合要求。在一段时间内对该实验室送检的标本进行重点关注,并对客户进行沟通反馈。

(周聚荷　侯　琦)

案例四　精液标本保存不当导致活力降低

1. 事件摘要

2021 年 2 月 1 日下午 2 时许,某区域医学检验中心接到临床泌尿科医师的电话,门诊患者王某某因不孕在该医师处进行治疗半年,其间多次检测精液常规,但在最近一次检测报告中精子成活率始终维持在 30%～40%,较初诊时的 48% 不升反降,与患者预期的治疗效果不符。

区域医学检验中心收到信息后,立即联系患者,并反复询问了王某某标本留取的方式和各项细节,发现其留取方式不正确,后告知患者正确的留取方式后,其于 1 周后复查,精子成活率达 56%,与预期治疗效果相符。

2. 原因分析

(1) 造成检验结果与临床预期不符合的原因种类很多,其中检验前原因占绝大多数。患者王某某为了标本留取便利,选择在家留取标本,留取完再将标本送往所在的区域医学检验中心。送检当日天气寒冷,患者王某某在标本运送的 1 h 的过程中未采取保温措施,导致标本到达实验室后,标本中精子在寒冷及长时间运送的双重影响下已部分死亡。

(2) 经过医师和患者各项细节的沟通,发现王某某在留取标本前未仔细阅读粘贴在区域医学检验中心窗口前的"精液标本采集要求及注意事项",亦未按照正确的步骤留取标本,导致检测报告中精子成活率降低,报告结果出现偏差。

3. 改进措施

(1) 区域医学检验中心立即安排全体临检组组员开展检验前标本采集规范的培训,体液窗口接收标本的医师需采集前告知患者仔细阅读张贴的"精液标本采集要求及注意事项",并严格按照采集要求留取标本。体液窗口接收标本的医师在接收标本前需再次向患者确认留取的方式是否符合相关要求。

(2) 未按照检验前条款要求留取的标本,一律作为不合格标本拒收处理,并在拒收标本备注中说明。

(3) 建议区域医学检验中心向患者提供纸质版的精液标本采集说明和记录单,各项采集信息填写于记录单随标本一同回收,便于检验前的质量控制及标本信息的溯源。

(王　瑛　满秋红)

第六节　标本标识不合格

　　标识是信息传递的一种重要手段,对于检验标本必须有唯一规范的标识,以便于在不同的检验阶段对患者的标本进行识别,同时避免不同患者或同一患者不同标本的混淆,出现张冠李戴的错误结果。规范的标识也能供检验人员清楚地辨识出临床的检验需求,如急诊检验。本节选取了日常工作中遇到的 2 个案例,通过案例的分析和总结,提出了相应的改进措施。由于贴标签的操作往往在检验科之外,也带来了潜在的检验结果错误的风险,需要检验中心与相关机构一起,加强对标本的标识操作的规范化培训和监督管理。

案例一　急诊标本因标识不清做成普检标本

　　1. 事件摘要

　　2020 年 5 月 14 日上午,某委托单位先后来电告知受委托实验室(区域检验中心)有加急标本需要收取,在上午 9:22 第一次电话通知后,物流人员及时收取了急诊林某某的标本。10:07 第二次通知收取高某某标本,当天中午 12:30 委托单位收到了检验结果,而第一次收取的林某某标本,委托单位在当天 13:30 反映仍没有收到结果。区域检验中心查询后,发现该急诊信息并未录入 LIS 系统。物流人员交接标本时也未告知区域检验中心此标本为加急,导致该急诊标本报告延误,直至当天 14:00 左右才发布结果。

　　2. 原因分析

　　委托单位采集完急诊标本后,未按要求注明"急诊",也未按区域检验中心与其商定的要求在标本容器上贴红色标贴。物流人员在收取标本时未提醒客户贴急诊标识,物流人员与区域检验中心实验室标本接收人员交接时,也未告知标本是急诊。

　　3. 改进措施

　　(1) 对委托单位相关人员加强检验前标本采集培训,强调急诊流程的送检要求。

　　(2) 物流人员与委托单位人员交接标本时应在交接单上注明急诊性质,并将相关信息准确地传递给区域检验中心标本接收人员。

　　(3) 建议区域检验中心完善 LIS 系统,增加急诊标本的信息提示。

(陈洪卫　侯彦强)

案例二　标本标签贴错导致不可思议的糖耐量结果

1. 事件摘要

2020年12月18日,产妇王某某来院做常规的产前筛查,主诊医生为该产妇申请了100 g口服葡萄糖耐量试验(OGTT)检测项目,后产科护士对王某某在空腹,服糖后1 h、2 h分别采集了3次血样。3次血样均采集在黄色的分离胶试管中,并粘贴了相应的标签,集中送至检验科。生化组检验人员在审核2 h糖的报告时,发现其糖耐量曲线异常,空腹血糖高于1 h和2 h的血糖结果。随即联系临床请护士核对该患者的采血情况,经护士回忆和排查,确认空腹和2 h的标签贴混了,检验人员立即重新复核3次结果,并将结果重新发出。

2. 原因分析

孕妇糖尿病筛查的OGTT试验是对同一患者在3个不同的时间点采集血标本,需要采集人员有清晰的流程和严谨的核对环节。在没有强大的医院信息系统的支持下,单凭采集人员记忆来手工记录,很容易忙中出错,将不同时间采集的标本标记错误。以此类推,对同一患者在一天中多次重复检测的项目,在日常工作也很容易出现不同时间点标本标记混淆的问题,需要重新梳理流程和申请信息系统的支持。

3. 改进措施

(1) 在可能的情况下,对申请信息系统功能进行修改。对OGTT项目可以在系统预先设置成0 h、1 h、2 h的采样管,在采样时,护士仅需要将打印出的条形码按实际的采样时间核对好贴上即可,无须手工在采样管上标记采样时间。如无法预置成0 h、1 h、2 h的样式,可以在采集界面增加备注功能,让采集人员输入采集时间。

(2) 在信息系统不支持上述功能的情况下,采样人员可以修改流程:每次采集完成后,立即标记采集时间,同时尽量在某处也做好标签号标记;每次采集完成后可分次送检。

(3) 与采集护理人员合作,进行流程优化,并加以培训。

(4) 检验人员可以在OGTT的3次结果都完成,并进行3次结果之间的逻辑比对后再一同发出结果,可以帮助发现检验前的异常情况。

(贺睿卿　侯琦)

第七节　标本物流运送不规范

患者标本的运送原则都应由专门人员进行运送,运送人员需经过专门的培训,具备一定的专业知识以及在意外情况发生时的处置能力。负责运输的物流公司应能提供符合规范要求的物流运输的设备,保证运输过程符合生物安全管理相关规定。由于区域检验中心的标本运输多由第三方承包,其规范化管理也面临挑战。不规范的标本运送或多或少会对检验结果产生影响。本章节将区域检验中心遇到的2个案例进行了回顾总结,希望能对检验中心的物流管理有所借鉴和帮助。

案例一　新冠核酸标本未按生物安全要求转运

1. 事件描述

2020 年 10 月 9 日,某区域检验中心物流车辆在接受卫生监督部门检查时,发现在运输车内的标本转运箱内,除了血液标本外,还发现有新冠病毒的 PCR 检测标本。却未查见运输新冠病毒标本所需的转运证。

2. 原因分析

(1)该区域检验中心标本物流原是由一家第三方检验机构承包,由于合同到期后更换了另一家原运送试剂的物流公司。检查这天是这家新物流公司第一天投入使用。由于区域检验中心业务需求紧急,这家物流公司对运输车和人员进行简单配置后就开始投入使用。

(2)新的物流公司对新冠病毒标本的运输要求不了解,对标本三层包装、独立车运输及特殊转运证的要求细则不知晓。

(3)区域检验中心在物流公司更换过程中,没有严格的流程质量控制程序及评估。

3. 改进措施

(1)区域检验中心立即按新冠病毒生物安全防空要求对物流公司进行培训,并后续核查配置要求的落实情况。待完全符合要求并取得转运证后,方可进行新冠病毒标本的运输。

(2)要求物流公司按照相关规定,制订切实可行的生物安全防护程序,由区域检验中心进行核查。

(3)区域检验中心制订了物流公司更换程序的文件,包括了对物流公司投入使用前的核查评估等内容。

(4)区域检验中心在对物流公司进行招标时,应将生物安全要求及应急措施等内容纳入招标文件中,从而筛选出熟悉区域检验物流要求的合格物流公司。

(5)区域检验中心加强对标本物流的日常督查和考核。

（陈洪卫　侯彦强）

案例二　送检的标本发生批量溶血和分离胶融化

1. 事件摘要

2020 年 7 月 20 日,某区域检验中心收到一家委托单位的生化和血常规标本,发现大部分标本呈现溶血,且分离胶管血清中有油滴出现。

2. 原因分析

由于该区域检验中心针对一级医院是每天固定一次物流收样,收样在上午较早时间进行。当天正值夏季,该单位体检中心标本量增加,工作人员为了保证按时与物流交接,在分离胶标本采集后立即放在水浴箱水浴,然后用普通常温离心机强制离心,离心时温度过高,导致交接时标本也温度异常。后物流人员在收样时和转运过程中直接将标本放在冰块上,最终导致该批标本发生集体溶血和分离胶融化。

3. 改进措施

(1)加强委托单位工作人员标本处理的培训,包括离心对检验结果的影响。建议委托单位使用低温离心机,在标本采集后应静置30 min后离心。

(2)物流人员交接标本时应注意观察标本质量情况,禁止将标本直接放在冰块上转运。

(3)进行物流人员交接、运输规范的加强培训,强化熟悉标本对运输温度的要求等内容以及运输过程可能导致标本溶血的影响因素。

(4)区域检验中心增加突发情况的应急预案。优化每日物流频次,遇到某送检单位有大批量标本来不及离心交接时,可安排物流人员先跳过本单位,后期由本单位车辆直接转运或启用物流备用车辆单独转运。

（陈洪卫　侯彦强）

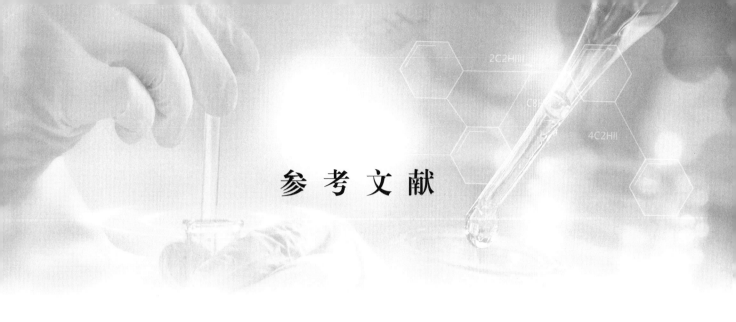

参考文献

［1］尚红,王毓三,申子瑜,等.全国临床检验操作规程［M］.4版.北京：人民卫生出版社,2015.

［2］侯彦强,孙杰,龚倩,等.区域医学检验中心建设与管理［M］.北京：人民卫生出版社,2021.

［3］府伟灵.中国临床实验室血液标本分析前标准共识［M］.北京：人民卫生出版社,2014.

［4］府伟灵,陈瑜,等.区域临床检验与病理规范教程·机构与运行［M］.北京：人民卫生出版社,2020.

［5］胡晓波,李莉.临床实验室质量管理基础［M］.北京：人民卫生出版社,2018.

［6］中华人民共和国住房和城乡建设部,中华人民共和国国家质量监督检验检疫总局.GB 50333—2013　医院洁净手术部建筑技术规范［S］.

［7］中华人民共和国国家卫生健康委员会.WS/T 313—2019　医务人员手卫生规范［S］.

［8］中华人民共和国卫生部.WS/T 367—2012　医疗机构消毒技术规范［S］.

［9］中华人民共和国国家质量监督检验检疫总局,中国国家标准化管理委员会.GB 15982—2012 医院消毒卫生标准［S］.

［10］中华人民共和国卫生部.WS/T 368—2012　医院空气净化管理规范［S］.

［11］中华人民共和国国家卫生和计划生育委员会.WS 310.3—2016　医院消毒供应中心　第3部分：清洗消毒及灭菌效果监测标准［S］.

［12］中国合格评定国家认可委员会.CNAS-CL02：2012　医学实验室质量和能力认可准则［S］.

［13］中华医学会检验医学分会.2019新型冠状病毒核酸检测专家共识［J］.中华医学杂志,2020,100(13)：968-973.

［14］中华人民共和国国家卫生和计划生育委员会.WS/T 503—2017　临床微生物实验室血培养操作规范［S］.

［15］中华人民共和国国家卫生和计划生育委员会.WS/T 489—2016　尿路感染临床微生物实验室诊断［S］.

［16］J.迈克尔·米勒.美国微生物学会临床微生物标本送检指南［M］.马小军,周炯,杨启文,等译.北京：科学技术文献出版社,2016.

［17］中华医学会呼吸病学分会.肺部感染性疾病支气管肺泡灌洗病原体检测中国专家共识(2017

年版)［J］.中华结核和呼吸杂志,2017,40(8)：578‒583.

［18］罗炜,赖克方,钟南山.诱导痰检测的方法学及其在气道炎症评价中的应用［J］.国外医学呼吸系统分册,2004,24(6)：395‒397.

［19］韩梅,韩璞,陈雅婷,等.痰诱导技术应用于肺结核病学诊断的研究进展［J］.结核与肺部疾病杂志,2021,2(1)：83‒87.

［20］张秀明,李炜煊,陈桂山.临床检验标本采集手册［M］.北京：人民军医出版社,2011.

［21］中华人民共和国国家卫生健康委员会.WS/T 662—2020　临床体液检验技术要求［S］.

［22］赵澄泉,樊芳,沈儒龙,等.非妇科脱落细胞学［M］.北京：北京科学技术出版社,2016.

［23］中华人民共和国国家卫生健康委员会.WS/T 661—2020　静脉血液标本采集指南［S］.

［24］丛玉隆.临床实验室分析前质量管理及对策［J］.中华检验医学杂志,2004,27(8)：483‒487.

［25］中华人民共和国卫生部.WS/T 348—2011　尿液标本的收集及处理指南［S］.